Ratgeber Medikamentenabhängigkeit

Ratgeber zur Reihe Fortschritte der Psychotherapie
Band 6

Ratgeber Medikamentenabhängigkeit
von Dr. Karin Elsesser und Prof. Dr. Gudrun Sartory

Ratgeber Medikamenten-abhängigkeit

Informationen für Betroffene und Angehörige

von Karin Elsesser
und Gudrun Sartory

HOGREFE
GÖTTINGEN · BERN
TORONTO · SEATTLE · OXFORD · PRAG

Dr. Karin Elsesser, geb. 1962. 1983-1989 Studium der Psychologie in Wuppertal. 1995 Promotion. 1989-1997 Tätigkeit in Forschung, Lehre und Therapie an den Universitäten Wuppertal und Dortmund. 1997-1998 Vertretung des Lehrstuhls für Klinische Psychologie und Psychotherapie an der Universität Wuppertal. Seit 1999 Leitung eines Forschungsprojektes zur Posttraumatischen Belastungsstörung an der Universität Wuppertal.

Prof. Dr. Gudrun Sartory, geb. 1945. 1963-1969 Studium der Psychologie in Wien. 1969 Promotion. 1969-1986 Forschungstätigkeit im Bereich der Angststörungen am Institute of Psychiatry, Universität London; dort Lecture bzw. Senior Lecture in Psychologie. Seit 1986 Professorin für Klinische Psychologie an der Universität Wuppertal.

Bibliografische Information Der Deutschen Bibliothek

Die Deutsche Bibliothek verzeichnet diese Publikation in der Deutschen Nationalbibliografie; detaillierte bibliografische Daten sind im Internet über http://dnb.ddb.de abrufbar.

Göttingen · Bern · Toronto · Seattle · Oxford · Prag
Rohnsweg 25, 37085 Göttingen

http://www.hogrefe.de
Aktuelle Informationen · Weitere Titel zum Thema · Ergänzende Materialien

---

Satz: Grafik-Design Fischer, 99425 Weimar
Gesamtherstellung: AZ Druck und Datentechnik GmbH, 87437 Kempten
Printed in Germany
Auf säurefreiem Papier gedruckt

ISBN 3-8017-1767-4

Inhaltsverzeichnis

Vorwort

Die Gefahr, dass der Konsum von Alkohol, Nikotin, Kokain oder Heroin in eine Abhängigkeit führen kann, ist heute allgemein bekannt. Mit dem Begriff Medikamente wird dagegen in erster Linie Gesunderhaltung, Linderung von Beschwerden oder Hilfe bei Krankheiten in Verbindung gebracht. Die Möglichkeit, durch die Einnahme von Medikamenten eine neue oder zusätzliche Erkrankung – nämlich eine Abhängigkeit von der eingenommenen Substanz – zu entwickeln, ist ein relativ unbekanntes und oftmals auch verkanntes Problem. Die Schätzungen zur Häufigkeit von Medikamentenabhängigkeit verdeutlichen jedoch sehr eindrücklich, dass dieses Problem keineswegs eine Randerscheinung ist: Insgesamt wird die Zahl der Medikamentenabhängigen in Deutschland mit rund 1,4 Millionen Menschen angegeben. Damit ist Medikamentenabhängigkeit nach der Abhängigkeit von Alkohol die zweithäufigste Suchterkrankung in Deutschland. Dennoch wird dem Thema Medikamentenabhängigkeit in der Öffentlichkeit oder den Medien deutlich weniger Beachtung geschenkt als beispielsweise der Abhängigkeit von Alkohol oder dem zahlenmäßig viel geringeren Problem der Drogenabhängigkeit, von dem rund 290 Tausend Menschen betroffen sind.

Welche Medikamente zu einer Abhängigkeit führen können, wie sich eine Abhängigkeit entwickeln kann, woran Sie als Betroffene(r) bzw. Angehörige eine mögliche Abhängigkeit erkennen können und warum Medikamentenabhängigkeit oftmals lange Zeit unentdeckt bleibt, sind Themen, die im ersten Teil dieses Ratgebers dargestellt werden. Im zweiten Teil werden Möglichkeiten aufgezeigt, was Sie selbst tun können, um aus einer Medikamentenabhängigkeit heraus zu kommen und welche Hilfestellungen Ihnen dabei von Psychologen und/oder Ärzten zur Unterstützung angeboten werden.

Wuppertal, im Oktober 2004 *K. Elsesser und G. Sartory*

1 Medikamentenabhängigkeit – was ist das?

1.1 Normaler Gebrauch – Missbrauch – Abhängigkeit

Als Medikamente werden solche Mittel bezeichnet, die zur Behandlung von Krankheiten zugelassen sind. Damit scheint es auf der Hand zu liegen, dass ein normaler Gebrauch von Medikamenten dann vorliegt, wenn beispielsweise die Mittel von einem Arzt verschrieben werden. In der Regel kann man darauf vertrauen, dass der *normale* Gebrauch eines Medikaments zur Besserung führt. Andererseits kann die jahrelange Verordnung von Medikamenten in manchen Fällen zu einer Abhängigkeit führen! Alleine die Tatsache, dass die Medikamente vom Arzt verschrieben werden, schließt also eine Abhängigkeit oder einen Missbrauch des Arzneimittels nicht aus!

Woran kann dann aber erkannt werden, ob die Einnahme „normal" oder „problematisch" ist? Dazu zunächst einmal eine kurze Klärung der Begriffe Missbrauch und Abhängigkeit, die im Alltag oftmals austauschbar genutzt werden, obwohl damit unterschiedliche Probleme im Umgang mit Suchtmitteln gemeint sind.

Fallbeispiel

Frau K. wurde mit 35 Jahren zum zweiten Mal stolze Mutter einer kleinen Tochter. Das erste Kind der Familie K. war im Alter von wenigen Wochen am plötzlichen Kindstod verstorben. Die kleine Julia brachte nun zwei Jahre später wieder Sonnenschein in die Familie. Die Sorge um das Wohl von Julia trieb Frau K. nachts immer wieder aus dem Bett ins Kinderzimmer, um nachzusehen ob sie noch atmet. Über Monate stand Frau K. dazu spätestens alle zwei bis drei Stunden auf. Nach dem ersten Geburtstag von Julia legte sich allmählich die Sorge von Frau K., auch ihr zweites Kind zu verlieren. Obwohl sie sich nun vorgenommen hatte auch wieder einmal ganze Nächte durchzuschlafen, gelang ihr dies nicht mehr. Sie litt unter Ein- und Durchschlafstörungen, fühlte sich am

Tag völlig übermüdet, gereizt und berichtete ihrem Arzt, völlig mit den Nerven am Ende zu sein. Ihr Hausarzt verschrieb ihr daher ein Schlafmittel. Endlich konnte Frau K. wieder ein- und durchschlafen. Ihre Stimmung besserte sich, und sie konnte auch wieder gelassener mit Julia umgehen. Nach kurzer Zeit ließ die Wirkung dann aber auch schon wieder nach – die eine Tablette reichte nicht mehr um durchzuschlafen, und Frau K. hatte große Angst, dass ihr Leiden nun wieder von vorne beginnt. Zunächst ab und zu, später dann regelmäßig nahm sie daher zwei Schlaftabletten. Aber auch diese Menge hatte bald nicht mehr die Wirkung wie zu Beginn. Frau K. wurde durch kleinste Störungen aus dem Schlaf gerissen, träumte oft sehr schlecht und fühlte sich am Morgen völlig zerschlagen. Dennoch wollte sie nicht die Medikamentendosis erhöhen, da ihr der Arzt davon abgeraten hat. Wohl oder übel versuchte sie also mit den 2 Tabletten zumindest ein wenig Schlaf zu bekommen. Nach gut einem Jahr mit Schlaftabletten empfahl der Hausarzt Frau K. schließlich, von den Schlaftabletten auf pflanzliche Präparate wie etwa Baldrian umzusteigen. Frau K., die eigentlich noch nie gerne Medikamente eingenommen hat, fand diesen Vorschlag einerseits ganz gut, aber andererseits hatte sie große Angst davor, dass ihr Martyrium der schlaflosen Nächte wieder von vorne anfängt. Sie hatte schon wiederholt versucht, nur mit einer Tablette auszukommen, machte dann aber jedes Mal die Erfahrung, dass sie in der Nacht wach lag. Frau K. versuchte den ärztlichen Rat zu befolgen, aber schon am zweiten Tag musste sie wieder auf ihr Schlafmittel zurückgreifen. Ihr Hausarzt wollte keine weiteren Rezepte mehr ausstellen, obwohl Frau K. ihm versichert hatte, dass sie alles versucht habe, aber ohne das Schlafmittel einfach nicht auskommen könne. Erbost wechselte sie schließlich den Arzt, um weitere Rezepte für ihr Schlafmittel zu bekommen.

1.1.1 Medikamentenmissbrauch

Von Medikamentenmissbrauch wird dann gesprochen, wenn ein Arzneimittel ohne medizinische Notwendigkeit oder in zu hoher Dosierung bzw. auch über zu lange Zeiträume eingenommen wird. Missbrauch liegt also dann vor, wenn Medikamente etwa länger oder in höherer Dosis eingenommen werden, als vom Arzt oder Apotheker empfohlen und auch dann, wenn Medikamente eingenommen werden, obwohl keine gesundheitlichen Beschwerden bestehen, die eine solche Einnahme rechtfertigen würden.

Missbrauch wird heute auch als schädlicher Gebrauch bezeichnet. Damit ist ein weiterer Aspekt des Missbrauchs angesprochen, nämlich die anhaltende Einnahme von Medikamenten trotz schädlicher Auswirkungen. Diese *schädlichen Auswirkungen* beschränken sich nicht nur auf körperliche Probleme, wie z. B. Nierenerkrankungen bei langfristigem Missbrauch von manchen Schmerzmitteln, sondern können auch psychischer Natur sein (z. B. Interessenverlust, Gleichgültigkeit, Charakterveränderungen) oder im sozialen und zwischenmenschlichen Bereich bestehen (z. B. Streit mit dem Partner/der Partnerin wegen des hohen Medikamentenkonsums, Probleme bei der Arbeit durch schlechtere Leistungen auf Grund des Medikamentenkonsums). Es kann vorkommen, dass die schädlichen Auswirkungen durch Medikamentenmissbrauch erst nach jahrelangem oder sehr hohem Konsum deutlich werden. In diesen Fällen bleibt der Missbrauch oder auch eine Abhängigkeit von Medikamenten unauffällig und lange Zeit unentdeckt.

Menschen, die Medikamente missbrauchen, sind nicht unbedingt davon abhängig. Oftmals ist jedoch der Missbrauch eine Vorstufe der Abhängigkeit. Wenn für die Einnahme nicht alleine die Linderung von Beschwerden ausschlaggebend ist, sondern auch ein Verlangen nach dem Medikament besteht, um so beispielsweise ein angenehmes Gefühl zu erleben oder unangenehme Gefühle zu betäuben, ist die Gefahr einer Abhängigkeitsentwicklung sehr groß.

> Medikamentenmissbrauch liegt vor, wenn Medikamente entweder ohne medizinische Indikation, in zu hoher Dosierung oder länger als notwendig eingenommen werden.

1.1.2 Medikamentenabhängigkeit

Der Weg in eine Medikamentenabhängigkeit verläuft meist schleichend. Den Betroffenen ist oft selbst lange Zeit nicht klar, dass die Einnahme längst nicht mehr medizinisch begründet ist, sondern durch das „Nichtmehr-Aufhören-Können“, das Gefühl, ohne die Medikamente nicht mehr normal zu funktionieren oder den Wunsch sich zu betäuben bzw. das Wohlbefinden zu steigern, aufrechterhalten wird. Argumente, dass ja der Arzt die Medikamente verschreibt, oder Beschwerden auftreten wenn man versucht, die gewohnte Dosis einmal zu reduzieren oder eine Einnahme auszulassen, zerstreuen manch' eigenen Zweifel, ob die Einnahme nicht das normale Maß übersteigt. Körperliche oder auch psychische Probleme (wie z. B. Angst, Unruhe, Aggressivität usw.) beim Versuch, die Medikamenteneinnahme zu beenden oder die Dosis zu reduzieren, können jedoch Anzeichen für eine so genannte körperliche Abhängigkeit sein. Treten neue Beschwerden auf, oder werden bekannte Beschwerden nach der Reduktion der Medikamenteneinnahme stärker als bislang erlebt, sind dies Anzeichen für *Entzugssymptome* und damit für körperliche Abhängigkeit.

Von körperlicher Abhängigkeit wird außerdem dann gesprochen, wenn die Wirkung eines Medikamentes nachlässt und immer größere Dosen nötig sind, um die gleiche Wirkung wie am Beginn der Einnahme zu erzielen. Dieses Phänomen ist vielen Menschen vom Alkohol bekannt: Das erste Glas Alkohol im Leben reicht meist schon aus, um einen Schwips zu bekommen. Wird Alkohol wiederholt getrunken, dann tritt dieser Effekt erst später, d. h. nach einer größeren Menge Alkohol, auf.

Bei Medikamenten berichten Patienten häufig, dass etwa die schmerzstillende Wirkung eines Schmerzmittels oder die beruhigende Wirkung eines Schlafmittels zu Beginn der Einnahme sehr deutlich war, dann aber nach wenigen Tagen oder auch erst nach einigen Wochen immer schwächer wurde.

Diese so genannte *Toleranzentwicklung* gegenüber bestimmten Wirkungen von Medikamenten oder Alkohol ist ein normaler Prozess, der durch körperliche Veränderungen erklärbar und für sich alleine kein Indiz für eine Abhängigkeitserkrankung ist. Menschen mit schweren Schmerzen, wie sie etwa durch Tumorerkrankungen hervorgerufen werden, die mit starken Schmerzmitteln (sog. Opioiden, z. B. morphiumhaltige Medikamente) behandelt werden, erleben regelmäßig solche Toleranzeffekte. Sie entwickeln also eine Art Unempfindlichkeit gegenüber der schmerzstillenden Wirkung, so dass es notwendig wird die Dosis zu erhöhen, um ihre Schmerzen zu lindern. Dennoch spielt Toleranzentwicklung bei der Entstehung von Abhängigkeit eine wichtige Rolle, da durch die nachlassende Wirkung Dosissteigerungen erforderlich werden, und mit höheren Dosen und längerer Einnahmedauer die Gefahr der Abhängigkeit zunimmt.

Anzeichen körperlicher Abhängigkeit:

- Abnahme der Medikamentenwirkung bei gleichbleibender Dosis
- Entzugsbeschwerden, wenn die gewohnte Einnahme verringert wird
- erneute Einnahme beseitigt die Entzugsbeschwerden

Diese Symptome alleine sind kein ausreichendes Zeichen für eine Medikamentenabhängigkeit! Die auftretenden Entzugsbeschwerden sind für die Betroffenen oft nur schwer zu tolerieren. Auch wenn keine Medikamentenabhängigkeit vorliegt, kann psychotherapeutische Unterstützung im Entzug zur Überwindung der körperlichen Abhängigkeit sehr hilfreich sein.

Menschen mit Medikamentenabhängigkeit sind nicht nur körperlich von der eingenommenen Substanz abhängig, sondern auch psychisch. Diese psychische Abhängigkeit äußert sich als *starker Wunsch*, die Medikamente einzunehmen, und dabei ist es unwesentlich, ob diese ärztlich verordnet wurden oder nicht. Wie stark dieser Wunsch oder gar Zwang zur Einnahme tatsächlich ist, wird den Patienten oft erst dann bewusst, wenn sie versuchen, die gewohnten Einnahmeregeln zu verändern, also etwa die Dosis zu reduzieren oder das Medikament später als sonst einzunehmen. Den Patienten gelingt es nicht mehr, die Einnahme zu kontrollieren *(Kontrollverlust)*: Entgegen dem eigenen Vorsatz wird das Medikament immer wieder eingenommen, oder aus der einen Tablette, die man einnehmen wollte, wurden schließlich doch wieder mehrere, weil gerade an diesem Tag ein so wichtiges Gespräch mit dem Chef anstand, konnte man den eigenen Vorsatz nicht einhalten, usw., usw. Viele Patienten berichten über wiederholte erfolglose Versuche, die Medikamente abzusetzen oder wenigstens die Einnahme zu reduzieren.

Für einen Teil der medikamentenabhängigen Patienten nimmt das Thema Medikamente einen zentralen Platz im Alltag ein: Ständige Gedanken an den Nachschub, andauernde Besuche bei verschiedenen Ärzten, um ausreichenden Vorrat an Medikamenten zu haben, Vernachlässigung anderer Aktivitäten oder Menschen, die früher eine wichtige Rolle spielten, sind Beispiele dafür, wie die Abhängigkeit den Alltag und das Verhalten der Betroffenen verändern kann *(Veränderung von Gewohnheiten)*.

Bei einem anderen Teil der Patienten fällt die Abhängigkeit in diesem Bereich viel weniger auf. Die Angst, nicht genügend Medikamente im Haus zu haben oder keine neuen Rezepte mehr zu bekommen, ist weniger bedeutsam, wenn trotz der Abhängigkeit von dem eingenommenen Medikament keine wesentlichen Dosissteigerungen vorgenommen wurden. Neue Rezepte vom Arzt zu erhalten ist dann meist eher unproblematisch, da auch in Fachkreisen oftmals erst an eine Abhängigkeit gedacht wird, wenn Patienten offenbar größere Mengen als empfohlen einnehmen. Trotz einer Einnahme von Medikamenten innerhalb der vom Arzt verschriebenen Dosierung kann aber dennoch eine Abhängigkeitserkrankung vorliegen. Diese Form der Abhängigkeit wird auch als *Niedrigdosis-Abhängigkeit* bezeichnet.

Die Wege in eine Medikamentenabhängigkeit sind vielfältig, und es gibt nicht den typischen Medikamentenabhängigen. Für einige Medikamentenabhängige stand zu Beginn keine Krankheit, sondern der Wunsch, sich gut zu fühlen, einen „Kick" zu erleben oder alles um sich herum zu vergessen, sich zu betäuben. Andere wiederum nahmen ursprünglich die Medikamente, um ihre Beschwerden zu lindern, also etwa gegen Schmerzen, zur Bekämpfung von innerer Unruhe, Stress oder Angst. Unabhängig davon, aus welchen Gründen die Medikamente ursprünglich eingenommen wurden, kann auch der Verlauf der Abhängigkeit ganz unterschiedlich aussehen. Einige Patienten schaffen es trotz bestehender Abhängigkeit, die Medikamentendosis nicht wesentlich zu erhöhen und bleiben so innerhalb der vom Arzt oder Apotheker empfohlenen Einnahmemenge. Andere wiederum steigern die Dosis sehr stark oder nehmen verschiedene Medikamente nebeneinander ein. Manche Patienten kombinieren dabei auch Medikamente aus unterschiedlichen Gruppen, wie z.B. Beruhigungsmittel und Aufputschmittel, um nach dem hohen Konsum der einen Substanz die Wirkung durch die andere Substanz wieder etwas abzuschwächen (z.B. Einnahme von Aufputschmittel, um die extreme Schlaffheit nach der Beruhigungsmitteleinnahme auszugleichen und so die alltäglichen Aufgaben wenigstens ansatzweise bewältigen zu können).

Anzeichen von psychischer Abhängigkeit:

- starker Wunsch nach dem Medikament
- Kontrollverlust
- Änderung von Gewohnheiten

Zusätzlich können Anzeichen körperlicher Abhängigkeit (Toleranz, Entzugssymptome) auftreten, aber auch ohne diese Symptome kann eine Medikamentenabhängigkeit bestehen. Wie schon beim Medikamentenmissbrauch beschrieben, sind auch bei der Medikamentenabhängigkeit negative Auswirkungen auf die körperliche und psychische Gesundheit, die sozialen Beziehungen und die Leistungsfähigkeit mögliche Begleiterscheinungen.

Die Übergänge von medizinisch indiziertem Gebrauch zu Missbrauch von Medikamenten sind fließend, und auch bezogen auf die Medikamentenabhängigkeit lässt sich keine eindeutige Trennlinie zeichnen. Dennoch gibt es einige Anhaltspunkte im eigenen Verhalten und Erleben, anhand derer Sie für sich selbst prüfen können, ob Ihre Medikamenteneinnahme möglicherweise bereits die Grenze des normalen Gebrauchs überschritten hat.

Auf dem Arbeitsblatt 1 im Anhang des Buches (vgl. S. 62) finden Sie dazu eine Reihe von Aussagen, mit deren Hilfe Sie Ihren eigenen Medikamentenkonsum unter die Lupe nehmen können. Dieses Arbeitsblatt ist auf den Konsum von solchen Medikamenten bezogen, die bekannt dafür sind, abhängig zu machen bzw. missbraucht zu werden. Welche Medikamente dazu gehören, erfahren Sie im folgenden Abschnitt.

1.2 Welche Medikamente können abhängig machen?

In Deutschland werden rund 3.000 verschiedene Wirkstoffe in Fertigarzneimitteln verarbeitet und zur Behandlung der unterschiedlichsten Erkrankungen eingesetzt. Nur ein kleiner Teil dieser Wirkstoffe kann jedoch zu Missbrauch oder Abhängigkeit führen. Das gemeinsame Merkmal dieser Mittel ist, dass sie über das zentrale Nervensystem das Verhalten und Erleben beeinflussen. Die Einnahme dieser Arzneimittel führt zu einer als angenehm erlebten Wirkung: man fühlt sich beispielsweise gelöst, entspannt, angstfrei, leistungsfähiger, bei guter Laune, schmerzfrei, angeregt oder beruhigt. Der Wunsch, diesen Zustand möglichst über lange Zeit oder immer wieder zu erleben, verleitet schließlich zur weiteren Einnahme.

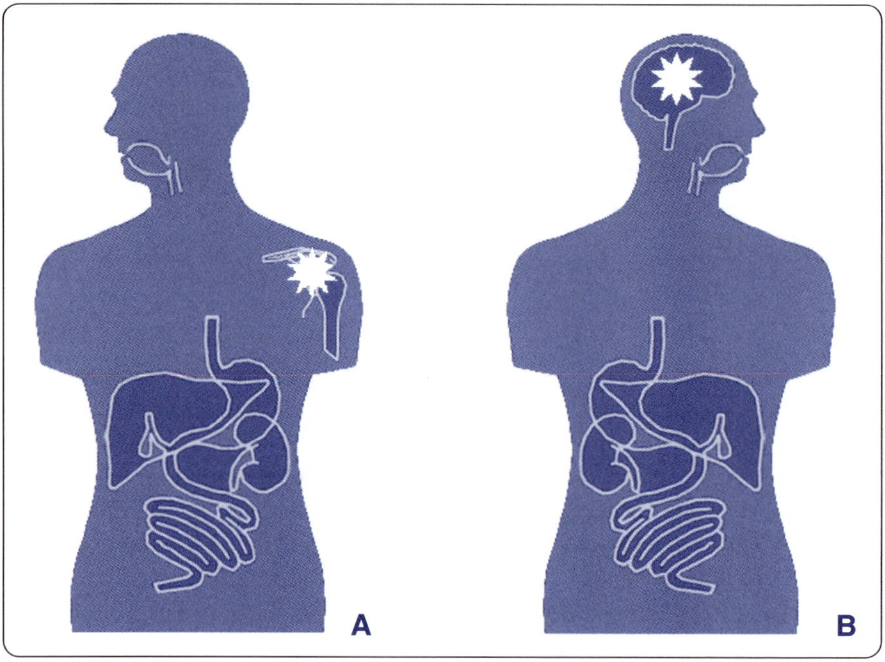

Abbildung 1: Wirkorte von Medikamenten © by Medicine-Worldwide.de eine Marke der onVista Group (leicht modifiziert).

Medikamente können ihre Wirkung entweder direkt am betroffenen Organ entfalten, z. B. im abgebildeten Beispiel an der Schulter (A), oder sie beeinflussen das Erleben und Verhalten (die Psyche) über das zentrale Nervensystem (Gehirn und Rückenmark) (B). Alle Medikamente, die abhängig machen können, wirken über das zentrale Nervensystem.

Zu diesen Medikamenten mit Abhängigkeitspotenzial (= Substanzen mit der Fähigkeit, den Benutzer abhängig zu machen) gehören insbesondere Mittel aus den folgenden Gruppen:

– Entspannungs- und Beruhigungsmittel (Tranquilizer),
– Schlafmittel (Sedativa, Hypnotika),
– Weck- und Aufputschmittel (Psychostimulantien),
– Schmerzmittel (Analgetika),
– Hustenmittel.

1.2.1 Entspannungs-, Beruhigungs- und Schlafmittel

Arzneimittel aus diesen Gruppen werden zur Behandlung von Angstzuständen, Schlafstörungen, Unruhe- und Erregungszuständen sowie zur Entspannung der Muskulatur verordnet. Sie enthalten überwiegend Wirkstoffe aus der Gruppe der Benzodiazepine. Einige Beispielpräparate mit dem Namen des Benzodiazepin-Wirkstoffes, den Risiken und Nebenwirkungen sind in Tabelle 1 aufgeführt.

Diese Auflistung ist nur ein Auszug aus den in Deutschland zur Verfügung stehenden Schlaf- und Beruhigungsmitteln mit Benzodiazepin-Wirkstoffen. Die Namen des Wirkstoffes sind dabei sehr unterschiedlich; somit ist es für den Laien oft kaum nachvollziehbar, ob ein bestimmtes Medikament aus der Gruppe der Benzodiazepine stammt. Seit einigen Jahren wird auf den Beipackzetteln dieser Medikamente auf das Risiko einer Abhängigkeitsentwicklung hingewiesen. Sollten Sie dennoch unsicher sein und sich vergewissern wollen, welches Medikament Sie einnehmen, scheuen Sie sich nicht, Ihren Arzt oder Apotheker danach zu fragen und mit ihm auch über mögliche Abhängigkeitsrisiken der Einnahme zu sprechen.

Schlaf- und Beruhigungsmittel aus der Wirkstoffgruppe der Benzodiazepine sind die Nr. 1 unter den missbräuchlich eingenommenen Medikamenten und die häufigste Ursache von Medikamentenabhängigkeit!!

Gerade bei der Abhängigkeit von Schlaf- und Beruhigungsmitteln aus der Gruppe der Benzodiazepine liegt meist eine so genannte Niedrigdosis-Abhängigkeit vor. Die Abhängigkeit führt also nicht zu einer massiven

Tabelle 1: Schlaf- und Beruhigungsmittel aus der Gruppe der Benzodiazepine und ihre Nebenwirkungen

<table>
<tr><th>Handelsnamen®</th><th>Name des Wirkstoffs</th><th>Einsatzgebiete</th><th>Risiken und Nebenwirkungen</th></tr>
<tr><td>Valium
Valiquid</td><td>Diazepam</td><td rowspan="5">Entspannungs-/ Beruhigungsmittel

(Tranquilizer)</td><td rowspan="10">Missbrauchs- und Abhängigkeitsgefahr
– Benommenheit/ Müdigkeit
– verminderte Reaktionsfähigkeit/Fahrtauglichkeit!
– Konzentrationsprobleme
– Gedächtnisstörungen
– Lernschwierigkeiten
– unscharfes Sehen
– Artikulationsschwierigkeiten
– Kopfschmerzen
– Muskelschwäche
– Bewegungsstörungen
– Schwindelgefühle
– Verstimmungszustände
– Appetitstörungen
– Gewichtsveränderungen</td></tr>
<tr><td>Tafil
Xanax</td><td>Alprazolam</td></tr>
<tr><td>Laubeel
Tavor</td><td>Lorazepam</td></tr>
<tr><td>Adumbran
Praxiten</td><td>Oxazepam</td></tr>
<tr><td>Lexotanil
Normoc</td><td>Bromazepam</td></tr>
<tr><td>Imeson
Mogadan</td><td>Nitrazepam</td><td rowspan="5">Schlafmittel

(Sedativa/ Hypnotika)</td></tr>
<tr><td>Fluninoc
Rohypnol</td><td>Flunitrazepam</td></tr>
<tr><td>Dalmadorm
Staurodorm</td><td>Flurazepam</td></tr>
<tr><td>Planum
Remestan</td><td>Temazepam</td></tr>
<tr><td>Dormicum</td><td>Midazolam</td></tr>
</table>

Dosissteigerung, sondern bleibt im Rahmen der ärztlichen Empfehlungen. Dennoch haben die Betroffenen das Gefühl, nicht mehr ohne ihre Medikamente den Tag oder die Nacht überstehen zu können. Versuche, die Einnahme auszusetzen oder zu verringern, führen rasch zu Entzugsbeschwerden, die verhängnisvollerweise oftmals den Symptomen sehr ähnlich sind, die anfangs zur Einnahme geführt haben: Die fünf häufigsten Entzugsbeschwerden sind:

- Schlafstörungen,
- Schwitzen,
- Anspannung/Unruhe,
- Herzrasen,
- Ängste, Panikattacken.

Durch diese Ähnlichkeit von Anfangsbeschwerden und Entzugsbeschwerden nehmen viele Patienten an, das Medikament doch noch zu brauchen, da ja offensichtlich die schon bekannten gesundheitlichen Probleme beim Absetzen wieder neu auftreten. So wird schließlich ein Kreislauf in Gang gesetzt, der die weitere Einnahme immer wieder scheinbar rechtfertigt, Sie als Patient die Medikamente also weiter einnehmen lässt und damit das Problem der Abhängigkeit zunehmend verstärkt. Nur wenige Patienten wissen über Toleranzeffekte Bescheid. Wenn die Medikamentenwirkung nach einiger Zeit abnimmt, wird dies daher oftmals falsch interpretiert: Die nachlassende Wirkung wird als Verschlechterung der eigenen Beschwerden gedeutet und irrtümlicherweise nicht als Toleranzeffekt. Die weitere Notwendigkeit der Einnahme bzw. einer Dosiserhöhung erscheint auf der Basis dieser fehlerhaften Erklärung logisch. Diese Spirale einer möglichen Abhängigkeitsentwicklung ist in der Abbildung 2 veranschaulicht.

Barbiturate sind eine weitere Gruppe von Medikamenten mit einem dämpfenden Wirkstoff. Sie werden insbesondere als Schlafmittel eingesetzt und besitzen ein hohes Abhängigkeitspotenzial, führen also schon nach kurzer Einnahmezeit zu Abhängigkeit. Diese Mittel wirken stimmungshebend und führen zu einem als angenehm erlebten Müdigkeitsgefühl. Hohe Dosen können Atemstillstand mit Todesfolge bewirken. Medikamente aus dieser Wirkstoffgruppe werden deshalb in Deutschland kaum noch verordnet und spielen daher inzwischen keine bedeutsame Rolle mehr für das Thema Medikamentenabhängigkeit.

Grundsätzlich gilt, dass diese Medikamente bei der Behandlung von psychischen Problemen oder Schlafstörungen keine heilende Wirkung haben. Sie vermindern also lediglich für die Dauer ihrer Einnahme die Beschwerden, beseitigen aber nicht ihre Ursachen. Wird die Einnahme beendet, tre-

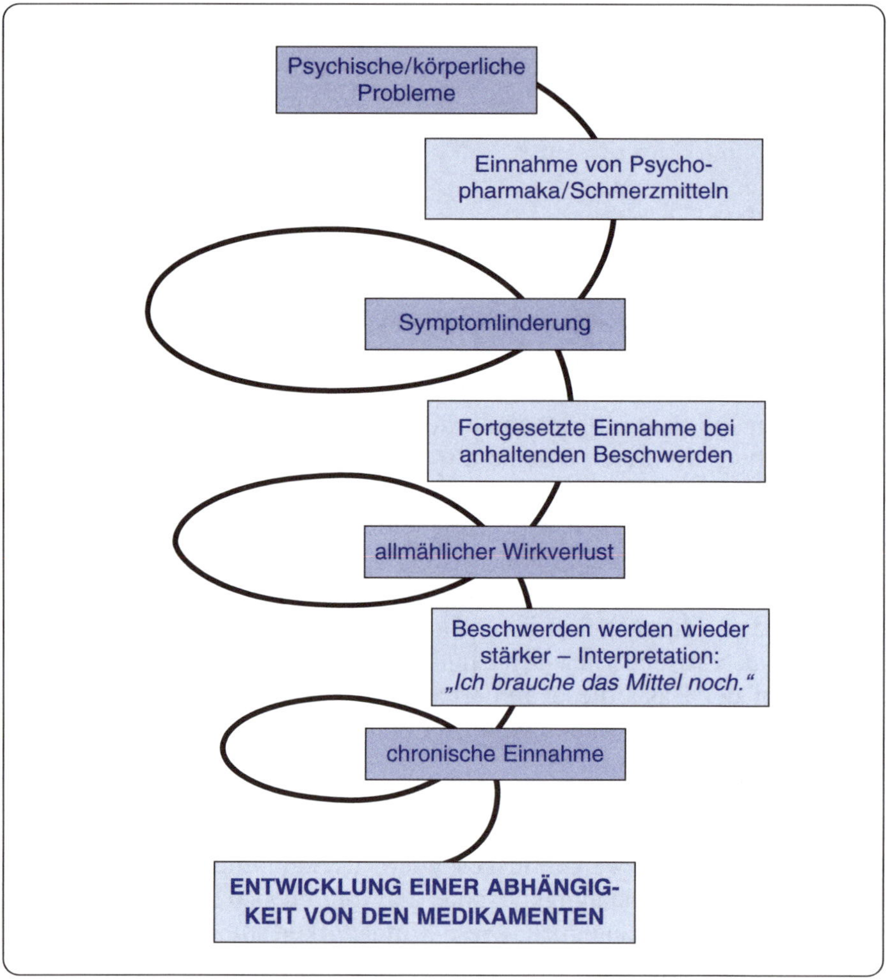

Abbildung 2: Spirale der Abhängigkeitsentwicklung.

ten die Beschwerden in der Regel wieder in Erscheinung. Ängste, stressbedingte Probleme, Schlafstörungen und andere psychische Probleme können heute jedoch sehr gut mit psychotherapeutischen Methoden behandelt werden. Beruhigungs- und Schlafmittel sollten daher nur in Ausnahmefällen, etwa zur akuten Behandlung und grundsätzlich nur für kurze Zeit, eingenommen werden.

Psychopharmaka wirken symptomlindernd, aber sie können die Beschwerden nicht heilen. Nach dem Ende der Medikamenteneinnahme kommen die Probleme/Beschwerden daher bei den meisten Menschen wieder zurück.

1.2.2 Schmerzmittel (Analgetika) und Hustenmittel (Antitussiva)

Schmerzmittel sind die meistgekauften Arzneimittel im Bereich der verordneten und der frei verkäuflichen Arzneimittel. Einige Schmerzmittel besitzen ein sehr hohes Abhängigkeitspotenzial, da sie neben der schmerzlindernden Komponente zusätzlich eine stimmungshebende bis hin zu euphorisierender Wirkung besitzen. Diese Wirkung wird durch die enthaltenen Opioide (Opium-ähnliche Wirkstoffe) hervorgerufen. Opioide wirken genauso wie die Benzodiazepine auf das zentrale Nervensystem, und Schmerzmittel mit diesem Wirkstoff werden daher auch als „zentral wirksame Schmerzmittel" bezeichnet. Diese Medikamente unterliegen zumeist besonders strengen Verordnungsregeln, d. h. sie fallen unter das sog. Betäubungsmittelgesetz und dürfen nur bei ganz bestimmten Erkrankungen verschrieben werden. Ihre Einnahme führt schnell zur Entwicklung von körperlicher Abhängigkeit, d. h. schon nach relativ kurzer Einnahmedauer ist mit Entzugsbeschwerden zu rechnen.

Medikamentenabhängigkeit durch zentral wirksame Schmerzmittel kommt infolge der strengen Verordnungsregeln aber wesentlich seltener vor als z. B. Abhängigkeit von Benzodiazepinen. Dennoch sind auch einige opioidhaltige Schmerzmittel über die normale Rezeptverordnung erhältlich (vgl. Tabelle 2) und sind auf Grund ihrer Fähigkeit, sehr schnell Abhängigkeit herbeizuführen, besonders hervorzuheben.

Eine zweite Gruppe von Medikamenten mit opioidhaltigen Wirkstoffen sind Hustenmittel. Der bekannteste opioidhaltige Wirkstoff ist dabei das Kodein, das wegen seiner hustenstillenden und schmerzlindernden Wirkung eingesetzt wird. Zusätzlich wirkt aber auch Kodein, wie alle anderen Opioide, stimmungshebend und angstlösend. Daher gilt auch für Kodein, genauso wie für die anderen Opioide, ein hohes Risiko von Missbrauch und Abhängigkeit.

Tabelle 2: Beispiele für opioidhaltige Medikamente, die der normalen Rezeptpflicht unterliegen

Handelsname® (Beispiele)	Einsatzgebiet	Risiken und Nebenwirkungen
Amadol DHC Mundipharma codi OPT Tradol-Puren Tramadol Tramal Tramagit Tramundin	**Schmerzmittel** (Analgetika)	*Missbrauchs- und Abhängigkeitsgefahr* – Benommenheit, Müdigkeit – Verstopfung, Übelkeit – Schwindel – Kopfschmerz – Kreislaufbeschwerden – Harnentleerungsstörungen – Verlangsamung der Atmung – Verwirrtheitszustände – Gedächtnisstörungen
Codipront mono Retard Paracodin Optipect Kodein Forte Tussoret	**Hustenmittel** (Antitussiva)	

Eine andere, sehr viel häufiger eingenommene, Gruppe von Schmerzmitteln sind die so genannten peripher wirksamen Schmerzmittel, die ihre schmerzlösende Wirkung nicht über das zentrale Nervensystem entfalten. Dennoch können auch peripher wirksame Schmerzmittel zu Missbrauch oder Abhängigkeit führen, da sie häufig als Mischpräparate auf den Markt gelangen und neben dem peripher wirksamen Schmerzmittel mindestens eine weitere über die Psyche wirksame Substanz enthalten, deren Effekte als positiv erlebt werden und damit ein Risiko für Missbrauch und Abhängigkeit besteht. Besonders problematisch sind in diesem Zusammenhang Kombinationspräparate, die, neben einer schmerzlösenden Substanz, Koffein als belebende Substanz und/oder Kodein enthalten. Die Tabelle 3 listet einige Beispiele für Kombinationsschmerzmittel auf, die als problematisch eingestuft werden.

Kombinationen von Schmerzmitteln mit beispielsweise Vitaminen (z.B. ASS+ C) oder unterschiedlichen Schmerzmittelwirkstoffen (z.B. Paracetamol und Acetylsalicylsäure z.B. Alacetan®, Fibrex®) führen nicht zu

Abhängigkeit, können aber wie alle anderen Schmerzmittel auch missbräuchlich eingenommen werden. Regelmäßiger Konsum von Schmerzmitteln kann selbst Schmerzen herbeiführen, den so genannten *Entzugsschmerz*. Dieser schmerzmittelbedingte Schmerz fühlt sich nicht unbedingt anders an, als der ursprünglich vorhandene Schmerz und wird daher vom Patienten wiederum oftmals falsch interpretiert. Versuche, den Schmerz mit einer weiteren Schmerztablette zu bekämpfen, bleiben ohne dauerhaften Erfolg und verstärken den Teufelskreis von chronischem Schmerz und Schmerzmitteleinnahme weiter. Abschließend sei aber auch darauf hingewiesen, dass eine gelegentliche Einnahme von Schmerztabletten (am besten solche, die nur einen einzelnen Wirkstoff enthalten), sicherlich unbedenklich ist.

Tabelle 3: Beispiele für Kombinationsschmerzmittel, die als problematisch eingestuft werden

<table>
<tr><th>Handelsname®</th><th>Inhaltsstoffe</th><th>Risiken und Nebenwirkungen</th></tr>
<tr><td>Neuralgin</td><td>Koffein, ASS*, Paracetamol</td><td rowspan="10">Missbrauchs- und Abhängigkeitsgefahr
– Nierenschädigungen
– Dauerkopfschmerz/Entzugsschmerzen
– Schwindel
– Leberschädigungen
– Magen-Darm-Beschwerden (Geschwüre, Blutungen)
– Schweißausbrüche
zusätzlich bei kodeinhaltigen Mitteln:
– Euphorie
– Schlafstörungen
– Sehstörungen
– Mundkontraktion
– Verstopfung
zusätzlich bei koffeinhaltigen Mitteln:
– Zittern
– Reizbarkeit
– Schlaflosigkeit</td></tr>
<tr><td>Thomapyrin</td><td>Koffein, ASS*, Paracetamol</td></tr>
<tr><td>Aspirin forte</td><td>Koffein, ASS*</td></tr>
<tr><td>Doppel-Spalt compact</td><td>Koffein, ASS*</td></tr>
<tr><td>Quadronal comp</td><td>Koffein, Paracetamol</td></tr>
<tr><td>Azur compositum</td><td>Koffein, Kodein, Paracetamol</td></tr>
<tr><td>Gelonida</td><td>Kodein, Paracetamol</td></tr>
<tr><td>Lonarid</td><td>Kodein, Paracetamol</td></tr>
<tr><td>Dolviran N</td><td>Kodein, ASS*</td></tr>
<tr><td>Gelonida NA Zäpfchen</td><td>Kodein, ASS*, Paracetamol</td></tr>
</table>

* = Acetylsalicylsäure

1.2.3 Weck- und Aufputschmittel (Psychostimulanzien)

Eine dritte Gruppe von Medikamenten mit Abhängigkeitspotenzial sind die so genannten Psychostimulanzien, die wegen ihrer anregenden, antriebssteigernden und appetithemmenden Wirkung eingesetzt werden. Ihre Einnahme führt außerdem zu einem allgemeinen Wohlgefühl und euphorischer Stimmung, vermindertem Schlafbedürfnis und dem Gefühl, sich besonders gut konzentrieren zu können.

Lässt die Substanzwirkung nach, können gegenteilige Effekte wie Heißhunger, Müdigkeit, Verstimmung und Abgespanntheit folgen. Diese unangenehmen Nachwirkungen und die relativ rasch nachlassende Wirkung bei wiederholter Einnahme (Toleranzentwicklung) wecken den Wunsch nach erneuter und/oder erhöhter Einnahme und können so rasch einem Missbrauch bzw. einer Abhängigkeit den Weg bahnen.

Als Wirkstoffe kommen Koffein, ephedrin- und amphetaminähnliche Substanzen zum Einsatz. Durch die appetithemmenden Effekte sind diese Stoffe auch in Appetitzüglern zu finden. Wegen des hohen Risikos einer Abhän-

Tabelle 4: Beispielpräparate für Psychostimulanzien und Appetitzügler mit Abhängigkeitspotenzial

<table>
<tr><th>Handelsname®</th><th>Einsatzgebiet</th><th>Risiken und Nebenwirkungen:</th></tr>
<tr><td>Coffeinum purum</td><td rowspan="4">Weck- und Aufputschmittel
(Psychostimulanzien)</td><td rowspan="8">Missbrauchs- und Abhängigkeitsgefahr
– Schlafstörungen, Kopfschmerz, Schwindel
– Psychotische Reaktionen
– Herzschmerzen, Blutdruckanstieg
– Erhöhte Pulsfrequenz
– Erregungs- und Angstzustände
– Zittern
– Mundtrockenheit
– Verstopfung, Appetitlosigkeit</td></tr>
<tr><td>Halloo-Wach N</td></tr>
<tr><td>Risatarun</td></tr>
<tr><td>Tradon</td></tr>
<tr><td>Antiadipositum X112-T</td><td rowspan="4">Appetitzügler</td></tr>
<tr><td>Boxogetten S</td></tr>
<tr><td>Tenuate Retard</td></tr>
<tr><td>Regenon</td></tr>
</table>

gigkeit unterliegen einige Psychostimulanzien ebenfalls den strengeren Verordnungsregeln des Betäubungsmittelgesetzes, die meisten sind jedoch über die einfache Rezeptverordnung erhältlich.

Weck- und Aufputschmittel bzw. Appetitzügler besitzen ebenfalls keine heilende Wirkung. Sobald die Arzneimittel abgesetzt werden, ist also mit einer Rückkehr der Symptome zu rechnen, die zur Ersteinnahme führten. Insbesondere der Einsatz von Appetitzüglern zur Gewichtsreduktion hat nur dann dauerhaften Erfolg, wenn zugleich eine Umstellung der Ernährungs- und Bewegungsgewohnheiten stattfindet. Wegen der hohen Gefahr von diesen Medikamenten abhängig zu werden, ihres Risikos für Herz-Kreislauferkrankungen und dem umstrittenen therapeutischen Nutzen, ist die Einnahme dieser Medikamente stets sehr sorgfältig abzuwägen.

1.2.4 Andere Medikamente, die missbraucht werden können

Für eine Reihe weiterer Medikamente ist bekannt, dass sie zu Missbrauch führen können. Anders als bei den bereits beschriebenen Medikamentengruppen besteht bei diesen aber kein Risiko der Abhängigkeit, da diese Medikamente z. B. keine positiven Stimmungseffekte haben. Beispiele für solche Medikamente sind Schnupfenmittel, blutdruckbeeinflussende Medikamente, harntreibende Mittel und Abführmittel.

Zum Teil führen diese Mittel bei Dauergebrauch zu körperlichen Schädigungen, die den weiteren Dauerkonsum sozusagen erzwingen (z. B. verminderte Darmbewegungen und folglich verstärkte Verstopfung infolge des Konsums von bestimmten Abführmitteln oder verstärktes Anschwellen der Nasenschleimhaut bei Dauergebrauch von Schnupfenmitteln). Harntreibende Mittel sind zur Behandlung von Bluthochdruck und Ödemen (Wasseransammlung im Gewebe) gedacht, werden jedoch zur Gewichtsreduktion missbraucht, wobei dabei gefährliche Nebenwirkungen in Kauf genommen werden (z. B. Durchblutungsstörungen, Herzrhythmusstörungen, Austrocknung). Da der vorliegende Ratgeber sich in erster Linie mit dem Thema Medikamentenabhängigkeit befasst, soll hier keine vollständige Liste der Medikamente mit Missbrauchpotenzial und den entsprechenden Konsumfolgen vorgestellt werden. Dem interessierten Leser empfehlen wir zu diesem Thema das Buch von Glaeske, Günther und Keller mit dem Titel: Nebenwirkung Sucht (genaue Angabe unter „Ergänzende Literaturempfehlungen“).

1.2.5 Medikamente und Alkohol

Vor einem gleichzeitigen Konsum von Alkohol und Medikamenten wird auf vielen Beipackzetteln gewarnt. Alkohol verstärkt die Wirkungen und Nebenwirkungen von vielen Medikamenten (z. B. von Schlaf- und Beruhigungsmitteln oder opioidhaltigen Medikamenten) unabhängig davon, ob eine Medikamentenabhängigkeit besteht. So kann beispielsweise eine medikamentös beeinträchtigte Fahrtüchtigkeit durch zusätzlichen Alkoholkonsum um ein Vielfaches verstärkt werden. Die Verstärkung von erwünschten Medikamenteneffekten (z. B. stimmungshebende oder betäubende Effekte) durch Alkohol wird von Menschen mit Medikamentenmissbrauch oder -abhängigkeit teilweise auch gezielt eingesetzt. Eine andere Funktion kann Alkoholkonsum bei Menschen mit problematischem Konsum von Stimulanzien übernehmen. Diese Medikamente führen zu massiven Schlafstörungen bis hin zur Unfähigkeit, überhaupt noch zur Ruhe zu kommen. Deshalb greifen die Patienten auf Alkohol oder auch Beruhigungsmittel zurück, die ihnen dann ein wenig Schlaf oder Ruhe verschaffen. Die Gefahr der Doppelabhängigkeit, z. B. von Alkohol und Medikamenten bzw. Medikamenten aus verschiedenen Gruppen, ist in diesen Fällen sehr groß. Doppelabhängigkeiten entwickeln sich bei einer bestehenden Abhängigkeit zudem wesentlich rascher als bei Menschen, die noch keine Suchtprobleme in ihrem Leben hatten. Als Faustregel gilt: Wer bereits von einer Substanz (Alkohol, Medikamente oder illegale Drogen) abhängig ist oder war, wird von anderen Substanzen mit Abhängigkeitspotenzial schneller abhängig als Menschen ohne solche Vorerfahrung. Besonders rasch ist die Abhängigkeitsentwicklung bei solchen Stoffen, die in ihrer Wirkung ähnlich sind bzw. sich gegenseitig verstärken (also z. B. Alkohol und Schlaf- bzw. Beruhigungsmittel). Die Behandlung von Doppelabhängigkeiten verläuft oft schwieriger.

Kombinierter Alkohol- und Medikamentenkonsum erhöht in der Regel auch das Risiko von schwerwiegenden Nebenwirkungen wie z. B. Leberschädigungen bei der Kombination von Schmerzmitteln und Alkohol.

1.3 Welche Menschen werden medikamentenabhängig?

Medikamentenabhängigkeit ist keine schlechte Angewohnheit oder Charakterschwäche sondern eine Krankheit, die eine Behandlung durch Psychologen und Mediziner erfordert. Tatsächlich kann jeder Mensch eine Medikamentenabhängigkeit entwickeln. Das Risiko des Einzelnen wird jedoch durch verschiedene Faktoren beeinflusst. Medikamentenabhängigkeit ist beispielsweise eine Erkrankung, die insbesondere Frauen und ältere Menschen betrifft. Frauen leiden häufiger unter Ängsten und psychischen Störungen als Männer und erhalten daher auch häufiger Beruhigungsmittel und andere Medikamente mit Abhängigkeitspotenzial. In der Gruppe der älteren Patienten entsteht der Kontakt mit den abhängigkeitserzeugenden Arzneimitteln häufig durch Schlafstörungen und Unruhezustände.

Je nach *Art des eingenommenen Medikaments* dauert es dabei unterschiedlich lang bis sich erste Symptome der Gewöhnung bzw. Entzugsbeschwerden einstellen. Bei einigen Medikamenten reichen bereits wenige Tage der Einnahme aus, während andere mehrere Wochen regelmäßig ohne dieses Risiko konsumiert werden können. Mit zunehmender Einnahmedauer steigt dabei immer das Risiko, von dem Medikament abhängig zu werden. Eine „sichere Einnahmedauer“ lässt sich aber für keines der beschriebenen Medikamente mit Abhängigkeitspotenzial bestimmen, da auch persönliche Faktoren Einfluss auf die Entwicklung einer Medikamentenabhängigkeit haben. Wie bereits erwähnt, besteht etwa bei einer *persönlichen Vorgeschichte von Abhängigkeit oder Missbrauch* ein erhöhtes Risiko, auch von Medikamenten abhängig zu werden. Bedeutsam ist außerdem die *erlebte Wirkung von Medikamenten*, die von Mensch zu Mensch unterschiedlich sein kann. Ein Prinzip, nach dem Menschen ihr Verhalten ausrichten, besteht darin, solche Handlungen zu wiederholen, die angenehme Konsequenzen haben. Menschen, die sich durch die Medikamenteneinnahme besonders erleichtert, befreit, gut gelaunt oder beschwingt fühlen, neigen insofern eher dazu, wieder auf diese Medikamente zurückzugreifen, um diese positiven Gefühle immer wieder zu erleben. Während beispielsweise Schmerzmittel ohne Koffein kaum missbraucht werden, verleitet die belebende, leicht stimmungshebende und angenehme Veränderung des Allgemeinbefindens durch Koffeinbeimischung zum wiederholten Konsum und wird damit Ausgangspunkt einer möglichen Abhängigkeit.

Zusammenfassend ist festzuhalten, dass bis heute für keine Form der Abhängigkeitserkrankungen, also weder für Alkohol-, Drogen- oder Medikamentenabhängigkeit, eine zuverlässige Methode zur Vorhersage besteht, wer abhängig wird und wer nicht.

Insgesamt sind in Deutschland rund 1,4 Millionen Menschen von Medikamenten abhängig. Die genaue Zahl der Patienten liegt jedoch wahrscheinlich noch höher, da von einer großen Dunkelziffer ausgegangen wird und oft nur die Verordnungsdaten, nicht aber die Zahl frei käuflicher Medikamente mit Abhängigkeitspotenzial in die Schätzungen der Patientenzahlen eingehen. Medikamentenabhängigkeit ist kein Problem bestimmter sozialer Gruppen, sondern tritt in allen sozialen Schichten auf.

Die Mehrzahl, nämlich 1,1 Millionen medikamentenabhängige Patienten, sind von Schlaf- und Beruhigungsmitteln aus der Gruppe der Benzodiazepine abhängig. Besonders betroffen sind hierbei Menschen über 40 Jahre und Frauen. Doppelt so viele Frauen wie Männer sind von Medikamenten abhängig, während dieses Verhältnis bei der Alkoholabhängigkeit genau umgekehrt ist. Dabei spielt sicherlich auch eine Rolle, dass Alkoholkonsum bei Männern gesellschaftlich eher akzeptiert ist als bei Frauen. Andererseits wird Medikamentenkonsum von Frauen durchaus auch in der Öffentlichkeit toleriert und als Anzeichen der eigenen Bemühung, wieder gesund zu werden, anerkannt.

Abhängigkeit und Missbrauch von Weck- und Aufputschmitteln spielt besonders bei Jugendlichen und jungen Erwachsenen eine wichtige Rolle. In den letzten Jahren wird aber auch ein zunehmender Konsum von Beruhigungsmitteln bei immer jüngeren Menschen verzeichnet (z. B. Beruhigungsmittel vor Prüfungen).

Gesundheitlich leiden medikamentenabhängige Menschen häufig unter einer Vielzahl von körperlichen und/oder psychischen Beschwerden. Ein Teil dieser Beschwerden ist der Ausgangspunkt für den Medikamentenkonsum, ein großer Teil aber auch Folge der Medikamentenabhängigkeit.

Medikamentenabhängigkeit wird häufig auch als heimliche Sucht bezeichnet, da sie sich lange Zeit recht gut verbergen lässt bzw. ohne deutliche äußere Anzeichen verläuft. Medikamenteneinnahme verursacht keine Fahne oder aggressives Verhalten. Sie wird in erster Line als Bemühen um die eigene Gesundheit und weniger als abhängiges Verhalten bewertet. Sollten wir Menschen in unserer Umgebung benennen, die uns wegen ihres Alkoholkonsums aufgefallen sind, wird uns dies in den meisten Fällen daher auch wesentlich leichter fallen als Menschen zu benennen, die uns im Hinblick auf ihren Medikamentenkonsum aufgefallen sind. Auch haben nur wenige Prominente bisher öffentlich ihr Problem der Medikamentenabhängigkeit angesprochen, wie etwa Liza Minelli, Jerry Lee Lewis, Jonny Cash oder Kitty Dukakis (Ehefrau des ehemaligen US-Präsidentschaftskandidaten M. Dukakis). Manchmal wird ihr Schicksal erst nach tragischen Todesfällen, etwa durch Überdosierungen, bekannt, wie im Fall von Marilyn Monroe oder Elvis Presley.

1.4 Die Entwicklung einer Medikamentenabhängigkeit

Medikamentenabhängigkeit entwickelt sich meist schleichend, und oftmals sind auch die Versuche, sich aus der Abhängigkeit zu lösen, langwierig. Viele Patienten versuchen immer wieder, die Tabletteneinnahme zu reduzieren oder ganz aufzugeben. Die alsbald einsetzenden Entzugsbeschwerden liefern dann aber meist rasch Anlass für die erneute Einnahme. Die meisten Betroffenen sind sich ihrer Abhängigkeitserkrankung zudem nicht bewusst. Somit entsteht ein Teufelskreis aus fehlerhaft interpretierten Entzugsbeschwerden als Anzeichen für Krankheit und daraus abgeleiteter (Schein-)Notwendigkeit einer weiteren Einnahme. Damit wird ein chronischer Verlauf der Abhängigkeitserkrankung in Gang gesetzt. Im Fall der häufigsten Form von Medikamentenabhängigkeit, nämlich der Niedrigdosis-Abhängigkeit, wird das Problem dem Patienten und auch dem Arzt oft erst bewusst, wenn die Verordnung ausgesetzt wird oder eine Umstellung der Medikation erfolgen soll. Hochdosis-Abhängigkeit von Medikamenten, die mit deutlichen Dosissteigerungen und/oder der Kombination von unterschiedlichen Medikamentengruppen einhergeht, ist seltener und entsteht oftmals aus einem Missbrauch (um einen Kick zu erleben oder sich zu betäuben) heraus. Patienten in dieser Gruppe fallen im Verlauf ihrer Erkrankung zwar stärker und früher auf, werden aber ebenfalls oft erst sehr spät auf Behandlungsangebote bzw. die Notwendigkeit einer Behandlung hingewiesen. Manchmal liefern bei diesen Patienten erst medizinische Notfallbehandlungen wegen schwerer körperlicher Nebenwirkungen oder Vergiftungserscheinungen infolge akuter Überdosierungen einen Anlass dazu. Auf dem Weg zur erfolgreichen Behandlung der Abhängigkeitserkrankung ist damit ein erster kleiner Schritt getan, der wesentlichere Schritt ist aber die Entscheidung jedes Betroffenen, die Abhängigkeitsdiagnose für sich zu akzeptieren und entsprechende Behandlungsangebote anzunehmen.

1.5 Wie wirkt eine Medikamentenabhängigkeit auf andere?

Medikamentenabhängigkeit wird nicht nur vom Betroffenen selbst, sondern auch von seiner Umwelt, also etwa seiner Familie, von Freunden, Arbeitskollegen oder auch dem behandelnden Arzt lange Zeit verkannt. Dafür lassen sich eine Reihe von Gründen anführen:

- Anders als bei Alkohol oder illegalen Drogen sind nur wenige über das Abhängigkeitspotenzial von Medikamenten informiert.
- Nimmt ein Angehöriger Medikamente, dokumentiert dies zunächst einmal, dass der Patient sich bemüht, seine gesundheitlichen Beschwerden in den Griff zu bekommen; das wird in der Regel positiv aufgenommen.
- Die Medikamente, die Abhängige konsumieren, werden meistens durch einen Arzt verschrieben, so dass von der „Rechtmäßigkeit“ der Einnahme ausgegangen wird.
- Nach außen auffällige Anzeichen einer Medikamentenabhängigkeit werden oft erst nach langjährigem oder sehr hohem Konsum sichtbar.

Kitty Dukakis schreibt in ihrer Autobiographie, dass ihre langjährige Abhängigkeit von Appetitzüglern niemandem aufgefallen sei, weil alle in ihr eine hochaktive, energiegeladene Frau sahen, und keiner, selbst ihr Mann nicht, auf die Idee kam, dass sie eigentlich durch Medikamente hyperaktiv, getrieben und unruhig war. Als Expertin im Verheimlichen, versteckte sie ihre Arzneimittel und Verordnungen immer so gut, dass auch ihre engsten Familienangehörigen nichts von der Tablettenabhängigkeit ahnten.

Durch Medikamentenabhängigkeit auftretende Veränderungen vollziehen sich eher allmählich und werden daher kaum bemerkt. Zunehmende Vergesslichkeit, Stimmungsschwankungen, geringe emotionale Beteiligung an der Umwelt, Gefühle der Überforderung, Muskelschwäche und daraus resultierende Stürze sind solche abhängigkeitsbegleitende Veränderungen, die zudem auch leicht auf andere Ursachen wie Alter, Stress, Wechseljahre etc. zurückgeführt werden können und das Erkennen der tatsächlichen Ursache – Medikamentenabhängigkeit – erschweren.

Bei Hoch-Dosis-Abhängigkeit können die Veränderungen drastischer zu Tage treten und damit eher den Verdacht auf eine Abhängigkeit lenken: Ausgeprägter Rückzug von der Außenwelt, Apathie, massive Gedächtnisbeeinträchtigungen und starke Stimmungsschwankungen sind Beispiele für äußerlich sichtbare Anzeichen von Medikamentenabhängigkeit.

2 Wie entsteht eine „Medikamentenabhängigkeit“ und warum geht sie nicht von alleine weg?

Es ist noch weitgehend unbekannt, wie Medikamentenabhängigkeit entsteht. In Anlehnung an die Untersuchungen, die mit anderen Wirkstoffen durchgeführt wurden, lassen sich jedoch einige Annahmen machen.

2.1 Positive Wirkung der Medikamente auf das Erleben

Jedes Lebewesen hat die Neigung, Verhaltensweisen, die positive Auswirkungen haben, beizubehalten und solche mit negativen Folgen zu vermeiden. Auf diese Weise finden wir uns in der Umwelt zurecht und können dafür sorgen, dass wir nicht zu Schaden kommen. Manche Verhaltensweisen können aber langfristig negative Folgen haben. Die Einnahme von Schlaf- und Beruhigungsmitteln hat unmittelbar positive Folgen; sie bringt den lang ersehnten Schlaf oder lindert Angst und Unruhezustände. Schmerzmittel erlösen von quälenden Schmerzen, und Aufputschmittel haben ein Stimmungshoch zur Folge oder erhöhen die Leistung. Diese positive Wirkung führt dazu, dass man bei neuerlicher Schlaflosigkeit, Unruhezuständen oder Schmerzen das befreiende Medikament noch schneller einnimmt. Je positiver die Wirkung, desto eher führt das Medikament zur Abhängigkeit. So sind wahrscheinlich deshalb mehr Frauen als Männer betroffen, weil sie zu einem höheren Ausmaß an Angstzuständen leiden, und Beruhigungsmittel daher bei ihnen auch eine stärker angstlindernde Wirkung haben. Für manche hat bereits die Tatsache, dass sie das Medikament in belastenden Situationen bei sich tragen, eine beruhigende Wirkung.

Nach länger dauerndem Gebrauch von psychisch wirksamen Medikamenten treten bei Nichteinnahme Entzugserscheinungen auf. Die neuerliche Einnahme beseitigt sie und hat damit wiederum eine positive Auswirkung. Nun wird das Medikament weiterhin eingenommen, um die Entzugserscheinungen zu vermeiden. Dass die Vermeidung von unangenehmen Entzugssymptomen eine wichtige Rolle bei der Entstehung der Abhängigkeit einnimmt, lässt sich unter anderem daraus ableiten, dass kurzfristig wirksame Tranquilizer ein stärkeres Abhängigkeitspotenzial haben als langfristig wirksame. Bei kurzfristig wirksamen Mitteln treten Entzugserscheinungen häufiger auf und werden dementsprechend häufiger durch eine neuerliche Einnahme beseitigt, wodurch das Einnahmeverhalten häufiger verstärkt wird. So kann eine Verhaltensweise, die dazu dient unangenehme Zustände in den Griff zu bekommen, langfristig negative Auswirkungen haben.

2.2 Körperliche Abhängigkeit

Beruhigungs-, Aufputsch- und Schmerzmittel haben deshalb eine Wirkung auf das Befinden, weil sie sich in bereits bestehende Hirnprozesse eingliedern. So werden vom Gehirn selbst Substanzen erzeugt, die eine beruhigende, belebende oder schmerzlindernde Wirkung haben. Gewöhnlich wird je nach Bedarf mehr oder weniger von den betreffenden Substanzen freigesetzt; diese Regulierung sorgt normalerweise für ausgeglichenes Befinden. In manchen Fällen, z. B. bei großer Belastung oder bei Verletzungen, kann der erhöhte Bedarf an Substanzen nicht gedeckt werden, weshalb es zu einer Störung des Gleichgewichts und zu Unruhezuständen und Schmerzen kommen kann. Zusätzliche Substanzen, die von Medikamenten geliefert werden, können hier einen Ausgleich schaffen. Bei längerer Einnahme der Medikamente geht jedoch die Eigenproduktion zurück, da nun weniger Bedarf besteht. Zu diesem Zeitpunkt muss die Dosis gesteigert werden, um die verringerte Wirkstoffmenge auszugleichen und so beginnenden Entzugserscheinungen entgegenzuwirken. Schließlich kann die Eigenproduktion der Wirkstoffe fast völlig eingestellt werden. Nun kann es bei Absetzen des Medikaments zu schwerwiegenden Entzugserscheinungen kommen, die erst nach neuerlicher Aufnahme der Produktion und der Regulationsvorgänge im Gehirn gelindert werden. Die Unterstützung durch psychologische Behandlung kann dabei eine Hilfestellung geben.

2.3 Was trägt zum Abhängigkeitspotenzial bei?

Es ist offensichtlich, dass manche Personen ein höheres Risiko für Medikamentenabhängigkeit haben als andere. Manche haben schon nach kurzer Zeit der Einnahme große Schwierigkeiten, das Medikament wieder abzusetzen, während andere auch nach längerer Einnahme problemlos damit aufhören. Die Gründe für diese Unterschiede sind noch weitgehend unklar. Es ist anzunehmen, dass eine Reihe von Umständen dabei eine Rolle spielen:

- *Vererbung:* Es gibt noch keine Untersuchungen über den genetischen Beitrag bei der Medikamentenabhängigkeit. Doch kann man von Untersuchungen in anderen Suchtbereichen schließen, dass auch hier die Vererbung eine gewisse Rolle spielt. Sie führt keinesfalls zwingend zur Abhängigkeit; wenn ein Elternteil unter Medikamentenabhängigkeit leidet, bedeutet das nicht, dass die nächste Generation automatisch davon betroffen ist. Dennoch kann dadurch ein erhöhtes Risiko gegeben sein. Ebenso wie man noch nicht eindeutig feststellen kann, ob und zu welchem Anteil die Medikamentenabhängigkeit durch erbliche Belastung entsteht, weiß man bisher nicht, auf welchem Weg eine genetische Beeinflussung entstehen könnte. Sie könnte durch eine verminderte Eigenproduktion des betreffenden Wirkstoffes oder erhöhte Ängstlichkeit zu Stande kommen. In jedem Fall ist man auch bei Vererbung eines erhöhten Risikos nicht hilflos der Entwicklung einer Abhängigkeit ausgesetzt. So kann man z. B. auch dann einen Umgang mit belastenden Ereignissen erlernen, der zu einer Verringerung von Unruhezuständen führt und damit die Einnahme von Beruhigungsmitteln von vornherein unnötig macht, bzw. den Entzug erleichtert.
- *Ängstlichkeit:* Es gibt große Unterschiede zwischen Personen hinsichtlich ihrer Ängstlichkeit. Manchen scheint überhaupt nichts Angst zu machen, während sich andere über jede Kleinigkeit sorgen. Ängstlichere Personen haben sicher auch ein höheres Risiko für eine Abhängigkeit von Beruhigungsmitteln, da sie einen größeren Nutzen daraus ziehen und ihnen die Entzugssymptome wahrscheinlich auch mehr Angst machen. Frauen sind allgemein ängstlicher als Männer, und es gibt unter Abhängigen von Beruhigungsmitteln auch mehr Frauen als Männer.
- *Stimmungshoch:* Vor allem bei Aufputschmitteln spielt die unmittelbar einsetzende positive Wirkung des Stimmungshochs eine wichtige Rolle bei der Entstehung der Abhängigkeit. Auch hier sind manche Personen mehr gefährdet als andere. Man meint, dass die Betroffenen Schwierigkeiten haben, ihr Verhalten nach den negativen Langzeitfolgen auszurichten. Stattdessen sehen sie im Augenblick der Einnahme nur die positiven Kurzzeitfolgen, etwa wie Menschen mit Spielsucht. Dementsprechend hätten die Betroffenen Probleme bei der Langzeitplanung. Einer anderen Ansicht gemäß bedarf jeder einer gewissen Menge an

Stimmungshochs und bezieht sie im Alltag. Wenn man allerdings keine zufriedenstellende Partnerschaft oder keinen erfüllenden Beruf oder kein interessantes Hobby hat, dann besteht das Risiko, dass man sich das Stimmungshoch auf andere Art, wie z. B. mit Aufputschmitteln beschafft. Es ist auffallend, dass Abhängige häufig keine anderen Quellen der Freude als den betreffenden Wirkstoff haben. Allerdings kann es auch daran liegen, dass die Abhängigkeit die Beschäftigung mit anderen Bezugsquellen des Wohlbefindens über die Zeit in den Hintergrund gedrängt hat.

Obwohl noch unklar ist, ob und in welchem Ausmaß die genannten Faktoren eine Rolle bei der Entstehung der Medikamentenabhängigkeit spielen, kann man mit Sicherheit sagen, dass nicht ein einzelner Umstand, sondern das Zusammenwirken vieler ausschlaggebend ist. Darüber hinaus machen die bisherigen Befunde auch deutlich, dass vielen der Betroffenen beim Absetzen des Medikaments geholfen werden kann, und dass sie einen veränderten Umgang mit den Ereignissen, die zur Medikamenteneinnahme führen, lernen können.

3 Was kann man gegen eine „Medikamentenabhängigkeit“ tun?

3.1 Die ersten Schritte auf dem Weg aus der Abhängigkeit

Ein erster und sehr wichtiger Schritt auf dem Weg aus der Medikamentenabhängigkeit ist es, sich mit der eigenen Krankheit auseinander zu setzen. Dazu gehört, sich die persönlichen Folgen des Medikamentenkonsums zu verdeutlichen bzw. einzugestehen und damit den Weg für mögliche Veränderungen zu ebnen. Für viele Patienten ist es zunächst sehr schwer, die Diagnose Medikamentenabhängigkeit zu akzeptieren. Gerade bei der Niedrigdosis-Abhängigkeit von Benzodiazepinen fühlen sich die Betroffenen oft ungerecht behandelt, wenn ihre jahrelange, verordnete Einnahme von Medikamenten plötzlich als Abhängigkeit bezeichnet wird. Abhängige stellen sich viele als Menschen vor, die jeglichen sozialen Halt verloren haben, verwahrlost sind, auf der Straße leben, deren Verhalten durch den Konsum auffällig ist (z. B. die lallen, schwanken oder aggressiv sind), die zur Unterhaltung ihrer Sucht kriminell werden oder willensschwach sind. Diese falschen Vorstellungen passen nicht zur eigenen Person und erschweren es so zusätzlich, das eigene Abhängigkeitsproblem zu akzeptieren. Wie im ersten Teil dieses Ratgebers beschrieben, ist die Entwicklung und das Erscheinungsbild bei Medikamentenabhängigen auch weit entfernt von diesen Bildern über Abhängige.

> Das Arbeitsblatt 2 im Anhang des Buches (vgl. S. 65) bietet Ihnen die Möglichkeit, Ihre eigene Medikamentengeschichte zu skizzieren, den Verlauf genauer zu untersuchen und so für sich selbst ein klareres Bild von der eigenen Situation zu erhalten.

Vielleicht ist Ihnen beim Ausfüllen des Arbeitsblattes deutlich geworden, dass Sie gegenüber Ihren Medikamenten Toleranzeffekte entwickelt haben und/oder Ihr Medikamentenkonsum immer stärker zugenommen hat, und Sie vielleicht trotz Dosissteigerung eigentlich nicht beschwerdefrei sind bzw. Ihre körperliche und psychische Verfassung immer schlechter geworden ist.

Vielleicht haben Sie aber auch feststellen können, dass die Medikamente Ihnen von Beginn an Symptomlinderung verschafft haben, Sie keine Dosiserhöhung benötigten, um diese Wirkungen zu erhalten und eventuelle bisherige Absetzversuchen mehr oder weniger unproblematisch erlebt haben und die Abstinenz auch über lange Zeit aufrechterhalten konnten. Dann gehören Sie wahrscheinlich zu jenem Teil der Patienten, die trotz längerer Einnahme von Medikamenten mit Abhängigkeitspotenzial bislang noch keine deutlichen Anzeichen von körperlicher und/oder psychischer Abhängigkeit entwickelt haben. Das Risiko einer Abhängigkeitsentwicklung ist damit jedoch nicht ausgeschlossen, da dieses mit der Einnahmedauer zunimmt.

In beiden Fällen stellt sich die Frage nach den möglichen Vor- und Nachteilen der weiteren Einnahme oder anders gefragt: Was können Sie gewinnen und was können Sie verlieren, wenn Sie einen neuen oder auch ersten Versuch starten, auf die Medikamente zu verzichten?

Zu Beginn einer Behandlung der Medikamentenabhängigkeit bestehen bei den meisten Patienten sehr gemischte oder ambivalente Gefühle. Auf der einen Seite ist oftmals zumindest ein ungutes Gefühl in Bezug auf die eigene Medikamentengeschichte oder manchmal auch der konkrete Wunsch, von den Medikamenten loszukommen. Auf der anderen Seite machen sich verschiedene Ängste und Befürchtungen breit, wie etwa die Behandlung nicht durchzustehen, die auftretenden Schwierigkeiten im Entzug nicht meistern zu können oder davor, ohne die Medikamente nichts mehr gegen die eigenen Probleme/Beschwerden in der Hand zu haben.

Versuchen Sie, sich selbst Ihre persönlichen Vor- und Nachteile des Medikamentenentzugs zu verdeutlichen, welche Hoffnungen und Befürchtungen verbinden Sie damit, was könnte sich zum Positiven verändern, und welche Dinge müssten Sie vielleicht aufgeben? Manchmal treffen wir Entscheidungen sofort, wenn uns ein erstes Pro- oder Gegenargument einfällt. Sicherlich haben aber nur wenige Entscheidungen in unserem Leben ausschließlich positive Folgen. Meist fällen wir daher unsere Entscheidung, nachdem wir die Vor- und Nachteile genau abgewogen haben, eine Art Kosten-Nutzen-Analyse erstellt haben.

Auf dem Arbeitsblatt 3 im Anhang (vgl. S. 67) können Sie Ihre persönliche Bilanz der Pro- und Kontraargumente im Hinblick auf einen Medikamentenverzicht ziehen.

Listen Sie zunächst einfach alle Argumente, die Ihnen einfallen, auf. Versuchen Sie dann im nächsten Schritt für sich zu klären, welche der unangenehmen Konsequenzen Sie zu Gunsten der angenehmen Konsequenzen bereit wären, in Kauf zu nehmen. Auf der nächsten Seite dieses Arbeitsblattes können Sie dann Ihre persönlichen Hauptgründe für einen Medikamentenentzug noch einmal zusammenfassen. In schwierigen Abstinenzphasen bzw. während der Therapie der Medikamentenabhängigkeit kann eine solche Liste sehr hilfreich sein, um die persönlichen Gründe für die eigene Entscheidung nicht aus den Augen zu verlieren.

Es ist nicht ungewöhnlich, wenn es Ihnen anfänglich schwer fällt, für sich alleine verschiedene Argumente auf der Pro- und Kontraseite aufzulisten. Die Angst, auf die Tabletten verzichten zu müssen oder zu sollen, beherrscht oftmals die Gedanken und drängt die möglichen Vorteile eines Medikamentenverzichts in den Hintergrund. Hilfe und Unterstützung bei der Klärung Ihrer Fragen und Zweifel sowie der Behandlung können Sie bei verschiedenen Ansprechpartnern, wie z. B. Selbsthilfegruppen, Beratungsstellen, Ärzten und Psychotherapeuten erfahren.

Ganz gleich, ob Sie sich selbst bereits als medikamentenabhängig bezeichnen würden, Sie die Entwicklung einer Medikamentenabhängigkeit befürchten oder auch nur ein ungutes Gefühl in Bezug auf die Einnahme Ihrer Medikamente haben, sollten Sie dies ernst nehmen und die bestehenden Angebote für sich nutzen.

3.1.1 Welche Ansprechpartner gibt es?

Selbsthilfegruppen. In vielen Orten bestehen Selbsthilfegruppen von Menschen mit Abhängigkeitsproblemen. Selbsthilfe heißt, dass sich Menschen zusammenfinden, die ein ähnliches Problem haben und gemeinsam versuchen, dieses Problem zu lösen oder ihre Situation zu verbessern. In Selbsthilfegruppen von Menschen mit Abhängigkeitsproblemen treffen sich Betroffene, die ganz unterschiedliche Phasen ihrer Erkrankung durchlaufen. Die Gruppen sind also nicht nur für bereits abstinente Menschen offen, sondern auch für Patienten, die am Anfang ihres Veränderungsprozesses stehen. Beim Austausch mit anderen Betroffenen erfahren viele zum ersten Mal, dass sie nicht alleine mit dem Problem kämpfen, und welche Wege aus der Abhängigkeit möglich sind. Selbsthilfe funktioniert über die Bereitschaft, sich mit der eigenen Person auseinander zu setzen und aktiv an der Bewältigung von Problemen zu arbeiten.

Informationen zu Selbsthilfegruppen in Ihrer Nähe erhalten Sie bei verschiedenen Verbänden (Freundeskreis für Suchtkrankenhilfe, Kreuzbund oder Blaukreuz), in größeren Städten auch bei Kontakt- und Informationsstellen für Selbsthilfe (KISS) oder bei Beratungsstellen. Eine Liste von Ansprechpartnern, bei denen Sie Adressen von Hilfsangeboten in Ihrer Nähe erfragen können, finden Sie im Anhang dieses Ratgebers (vgl. S. 57).

Beratungsstellen. Öffentliche, kirchliche oder freie Beratungsstellen bieten oftmals kostenlose und anonyme Hilfe in Form von Beratungsgesprächen, Informationsmaterial, Gruppenabenden oder der Vermittlung von Behandlungsmöglichkeiten an. Besonders auf die Probleme von Menschen mit Abhängigkeitserkrankungen spezialisiert sind die sog. „Psychosozialen Beratungsstellen für Suchtkranke, Suchtgefährdete und Angehörige".

Ärzte. Medikamente sollten in der Regel nicht abrupt abgesetzt werden, da dies zu Komplikationen und schweren Entzugserscheinungen führen kann. Der Entzug von Medikamenten sollte daher mit einem Arzt besprochen und von diesem überwacht werden. Dem Patientenwunsch, die Medikamente abzusetzen, stehen viele Ärzte, selbst wenn sie die Medikamente zuvor über längere Zeit verschrieben haben, aufgeschlossen gegenüber. Patientenängste, den Arzt durch diesen Wunsch zu verärgern, da seine ärztlichen Entscheidungen in Frage gestellt werden, sind nicht immer begründet. Das oft beklagte zu rasche Verschreibungsverhalten von Ärzten ist sicherlich auch eine Reaktion auf den Verschreibungswunsch der Patienten. Insofern können Ärzte zwar durchaus überrascht sein, wenn plötzlich das Gegenteil gewünscht wird, dies schließt aber nicht die Bereitschaft aus, andere Wege zu gehen.

Psychotherapeuten. Medikamentöse Therapien von psychischen Problemen, Schlafstörungen und auch wiederkehrenden Schmerzen wie z.B. Spannungskopfschmerzen, Migräne oder Rückenschmerzen sind immer nur symptomlindernde Behandlungsansätze, die jedoch an der zu Grunde liegenden Ursache des Problems nichts ändern. Insofern ist die Rückkehr der Beschwerden spätestens beim Absetzen der Medikamente meist vorprogrammiert.

„Warum um Himmels Willen sollte ich dann auf die Medikamente verzichten – wenn ich fast sicher sein kann, wieder unter meinen Problemen leiden zu müssen. Bis jetzt habe ich noch nicht gemerkt, dass die Medikamente mir geschadet haben. So schlimm scheint das mit der Abhängigkeit also bei mir nicht zu sein."

Vielleicht ist Ihnen nach dem Lesen dieses Absatzes so etwas ähnliches durch den Kopf gegangen. Und tatsächlich scheint es auf den ersten Blick paradox, zu erwarten, dass Menschen ihre Medikamente absetzen, wenn sie davon ausgehen können, dass sich danach altbekannte Probleme wieder einstellen. Genau an diesem Punkt setzen jedoch psychotherapeutische Behandlungsansätze bei der Unterstützung des Medikamentenentzugs an. Die Behandlung des Patienten beschränkt sich nicht auf das Entziehen der Medikamente, sondern versucht, mit dem Patienten gemeinsam neue Strategien zum Umgang mit den bestehenden psychischen Problemen oder Schmerzen individuell zu erarbeiten bzw. diese Beschwerden zu überwinden. Viele Patienten können sich nach der jahrelangen Einnahme von Medikamenten nicht vorstellen, dass es alternative Methoden zur Behandlung gibt, und sie selbst sehr viel zur Bewältigung ihrer Beschwerden beitragen können. Bislang haben sie weitgehend auf die Wirkung ihrer Medikamente gezählt und eigene Bewältigungsmöglichkeiten aus den Augen verloren, verlernt oder auch nie recht auf die eigenen Kräfte vertraut. Dies ist auch eine Erklärung dafür, dass die Patienten trotz oft beklagter, nur noch mäßiger Wirkung der Tabletten dennoch an diesem scheinbar einzigen Strohhalm festhalten.

Für die Überwindung der Abhängigkeitserkrankung ist psychosoziale Unterstützung von großer Bedeutung. Für einige Patienten kann die Unterstützung durch eine Selbsthilfegruppe dabei ausreichend sein, viele werden jedoch besonders von psychotherapeutischer Hilfe profitieren können. Selbsthilfe und Psychotherapie schließen sich nicht aus, sondern können sich gegenseitig gut ergänzen (in der Therapie angestoßene Veränderungen können beispielsweise im Rahmen einer Selbsthilfegruppe weiter stabilisiert werden).

Unabhängig davon, welche Hilfsangebote Sie in Anspruch nehmen, für die Überwindung der Medikamentenabhängigkeit ist es wesentlich, aktiv zu handeln statt auf passive Behandlung, wie sie jahrelang durch die Medikamente geschah, zu vertrauen. Durch die Bereitschaft, sich mit der eigenen Person auseinander zu setzen und aktiv an der Bewältigung der eigenen Problemen zu arbeiten, leisten Sie einen wesentlichen Beitrag zum Erfolg. Dazu steht an erster Stelle, den eigenen Tablettenkonsum und seine Folgen kritisch zu hinterfragen.

3.2 Was passiert in der Behandlung?

Grundsätzlich wird die Behandlung von Abhängigkeitserkrankungen in zwei Phasen unterteilt:

1. Entzugsphase
2. Entwöhnungsphase

In der ersten Phase der Behandlung werden die Medikamente abgesetzt und die dabei auftretenden Entzugsbeschwerden behandelt. Diese Beschwerden sind sehr häufig den ursprünglich zur Medikamenteneinnahme führenden Beschwerden ähnlich. Also z. B. Kopfschmerzen beim Schmerztablettenentzug, Ängste, Schlafprobleme oder Unruhe beim Absetzen von Beruhigungs- und Schlafmitteln oder Müdigkeit, niedergeschlagene Stimmung und erhöhter Appetit beim Entzug von anregenden bzw. appetitzügelnden Mitteln.

Durch psychotherapeutische Methoden lernen die Patienten bereits in dieser Phase andere Wege, um mit diesen Beschwerden umzugehen, sie zu lindern bzw. von ihnen frei zu werden.

In der zweiten Phase geht es darum, die zu Grunde liegenden Probleme, die zur Medikamenteneinnahme geführt oder sie aufrechterhalten haben, weiter zu bearbeiten und, soweit erforderlich, andere Behandlungsmethoden (z. B. bei chronischen Schmerzen) einzusetzen, die zu einer dauerhaften Abstinenz führen.

3.2.1 Die Entzugsphase

Werden Medikamente von heute auf morgen abgesetzt, kann dies zu sehr starken Entzugserscheinungen führen. Den Betroffenen gelingt es kaum, diese Symptome zu tolerieren, und damit ist die Gefahr eines Rückfalls sehr hoch. Zudem können bei abruptem Entzug gefährliche Komplikationen auftreten wie z. B. Krampfanfälle nach plötzlichem Absetzen von Mitteln aus der Gruppe der Benzodiazepine (Schlaf- und Beruhigungsmittel) oder schwere Depressionen mit Selbstmordgedanken bei abruptem Entzug von Appetitzüglern und Anregungsmitteln.

In der Regel wird daher ein allmählicher Absetzplan der Medikamente (sog. graduierter Entzug) erstellt. Entzugsbeschwerden werden dadurch nicht vollständig vermieden, aber sie sind weniger stark, und schwerwiegende Entzugssymptome treten in der Regel nicht auf. Allerdings gibt es bestimmte Ausnahmen davon, etwa bei der Kombination von bestimmten Medikamenten (z. B. Beruhigungsmittel und sog. Neuroleptika, bei denen auch im graduierten Entzug Krampfanfälle auftreten können). Die Planung und das genaue Vorgehen in der Entzugsphase sollte daher nicht ohne ärztliche Beratung und Überwachung durchgeführt werden, um Komplikationen zu vermeiden.

Aus psychologischer Sicht wissen wir zudem, dass Rückfälle die Patienten immer ein Stückchen tiefer in die Abhängigkeit hineinführen können. Mit jedem misslungenen Absetzversuch schwindet das Selbstvertrauen, von den Medikamenten loszukommen oder ohne sie auszukommen, weiter. Der Entzug von Medikamenten kann über mehrere Wochen, manchmal sogar Monate, körperlich und psychisch spürbar sein. Der Alleingang beim Absetzen des Medikaments erfordert daher eine sehr hohe Motivation.

Wenn sie in der Entzugsphase regelmäßig durch andere betreut und unterstützt werden, fällt es den Patienten leichter, ihre Motivation trotz auftretender Beschwerden aufrecht zu erhalten. Gemeinsam mit dem Patienten werden Woche für Woche die Entzugsschritte geplant. Dabei wird insbesondere die Intensität der auftretenden Entzugssymptome berücksichtigt, indem z. B. die weitere Reduktion verzögert wird, um auftretende starke Beschwerden zunächst wieder abklingen zu lassen.

Je nach Art des abzusetzenden Medikamentes folgt diese Planung bestimmten Richtlinien. Im Folgenden finden Sie ein Beispiel für Schlaf- und Beruhigungsmittel aus der Gruppe der Benzodiazepine. Diese Medikamente werden in solche mit langer und mit kurzer Wirkdauer eingeteilt. Der Fachmann spricht hier von Halbwertzeit (Halbwertzeit und Wirkdauer sind zwar nicht identisch, werden an dieser Stelle aber zur Vereinfachung gleichgesetzt). Je nach Wirkdauer der eingenommenen Substanz kann in größeren oder muss in eher kleineren Schritten entzogen werden (vgl. Tabelle 5).

Benzodiazepine mit langer Wirkdauer wie z. B. Valium® oder Dalmadorm® können in 4 Schritten abgesetzt werden, wobei die Ursprungsdosis jeweils halbiert wird (d. h. erst 50 %, dann 25 %, dann 12,5 %), und im letzten Schritt die Tagesdosis auf Null gesetzt wird.

Benzodiazepine mit kurzer Wirkdauer wie z. B. Tavor® oder Noctamid® sollten dagegen langsamer entzogen werden. Als Richtschnur gilt hier, jeweils um 25 % der Dosis zu reduzieren.

Tabelle 5: Beispielplan für den Entzug von Schlaf- bzw. Beruhigungsmitteln mit langer und kurzer Wirkdauer

	Woche 1	Woche 2	Woche 3	Woche 4	Woche 5
Valium	50 %	25 %	12,5 %	Abstinenz	Abstinenz
Alprazolam	75 %	50 %	25 %	12,5 %	Abstinenz

Anmerkung: Die angegebenen Prozentzahlen sind Prozent der vor Beginn des Entzugs eingenommenen durchschnittlichen Tagesdosis

Hat ein Patient beispielsweise jede Woche durchschnittlich 10 mg Valium eingenommen, dann wird die Dosis in der ersten Woche auf 5 mg reduziert, in der 2. Woche auf 2,5 mg, in der 3. Woche auf 1,25 mg und schließlich soll er in der 4. Woche auf die Medikamente vollständig verzichten.

Zur Bewältigung von Entzugsbeschwerden werden ganz speziell für jeden einzelnen Patienten Methoden ausgewählt und trainiert, mit denen eine Linderung der Hauptsymptome bewirkt werden kann.

Einen besonderen Stellenwert haben dabei Entspannungsmethoden und Techniken zur Angstbewältigung, da im Entzug sehr oft Unruhe, Schlaflosigkeit und Spannungszustände auftreten. Die Entzugssymptome selbst werden von vielen Patienten nicht nur als unangenehm, sondern als bedrohlich und beängstigend erlebt. Beispiele für oft geäußerte Ängste und Sorgen im Entzug sind Befürchtungen, dass die Symptome gefährlich sind, dass sie sich wohl ins Unermessliche steigern. Manche meinen, dass die Reduktion vielleicht doch zu groß war, und nun etwas auf sie zukommt, womit niemand gerechnet hat. Dabei kann ein Kreislauf aus Angst, ständiger Selbstbeobachtung und bedrohlichen Symptombewertungen zur Steigerung und Aufrechterhaltung der Beschwerden führen (vgl. Abbildung 3). Aus diesem Grund werden im Entzug verschiedene Methoden zur Durchbrechung dieses Kreislaufs und zur Bewältigung der Ängste und Sorgen eingesetzt.

Die Auswahl der einzelnen Bewältigungstechniken wird individuell auf den Patienten zugeschnitten und orientiert sich daran, welche Beschwerden im Vordergrund stehen. Im Entzug von Schmerzmitteln etwa werden zusätzlich Techniken zur Schmerzbewältigung geübt, bei Schlafstörungen werden

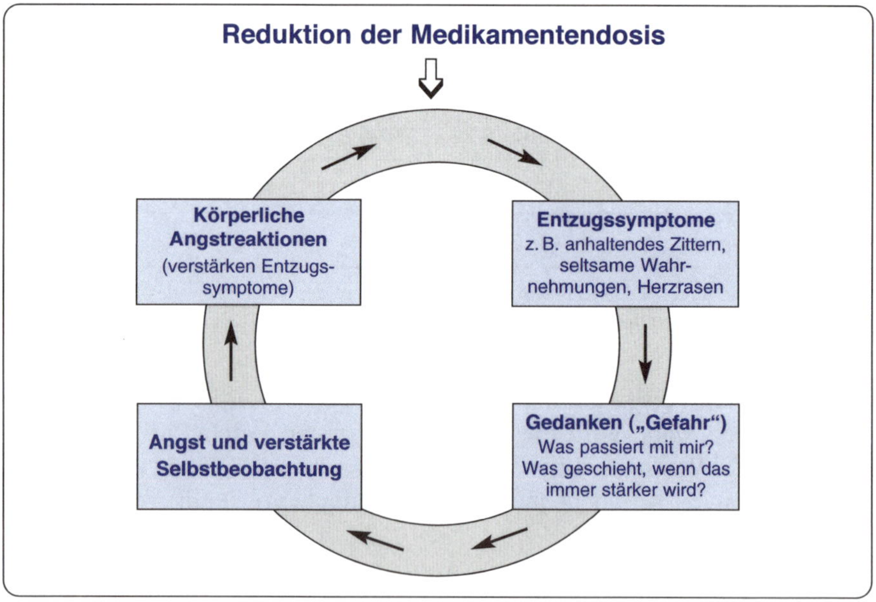

Abbildung 3: Angstkreislauf während des Medikamentenentzugs.

Methoden zu ihrer Linderung eingesetzt, usw. Neben der Vermittlung dieser Symptombewältigungstechniken sind oftmals die Informationen des Arztes bzw. Psychotherapeuten sehr hilfreich, um die vermeintliche Bedrohlichkeit der Entzugssymptome richtig einzuschätzen und zu relativieren.

Tatsächlich sind Entzugssymptome zwar meist sehr unangenehm und quälend, aber sie stellen keine Gefahr für die körperliche oder psychische Gesundheit dar.

Nur in seltenen Fällen kann durch ein besonders langsames Absetzen oder durch psychotherapeutische Maßnahmen der Entzug völlig beschwerdefrei gestaltet werden. Die Linderung der Beschwerden und die ersten Erfahrungen, körperliche und psychische Beeinträchtigungen aus eigener Kraft positiv beeinflussen zu können, sind jedoch ein wichtiger Baustein auf dem Weg aus der Abhängigkeit heraus. Wie lange Sie mit Entzugsbeschwerden rechnen müssen ist von der Art der eingenommenen Medikamente abhängig. Während der Entzug von Alkohol nach rund 14 Tagen beendet ist, können die Entzugsbeschwerden im Medikamentenentzug mehrere Wochen anhalten.

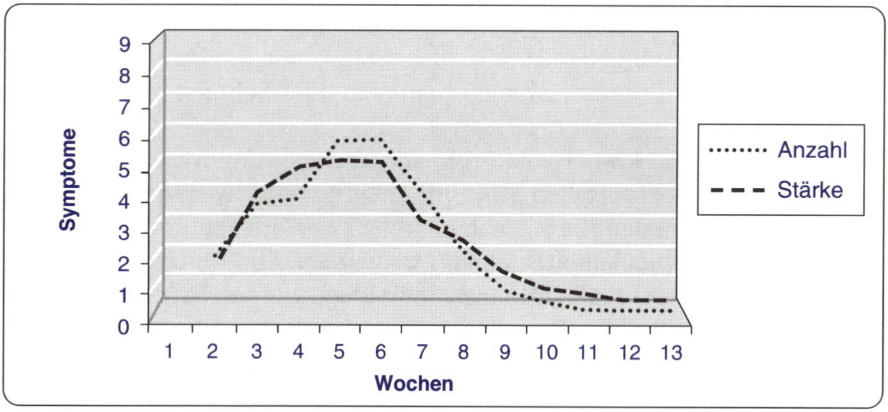

Abbildung 4: Anzahl und Stärke der Entzugssymptome im allmählichen Benzodiazepin-Entzug. In diesem Beispiel wurde die Dosis ab der 1. Woche um jeweils 25 % reduziert, d. h. es gab keine weitere Medikamenteneinnahme ab der 5. Woche. Die Patienten konnten die Stärke der Symptome auf einer Skala von 0 bis 9 einstufen, wobei 9 hohe Intensität und starke Beeinträchtigung bedeutete.

Wie in der Abbildung 4 für den Entzug von Schlaf- und Beruhigungsmitteln vom Typ der Benzodiazepine veranschaulicht, steigt die Zahl und Stärke der Beschwerden zunächst mit der abnehmenden Tagesdosis an. Entgegen der Befürchtung vieler Patienten ist zum Zeitpunkt des endgültigen Entzugs (5. Woche) nicht immer mit einer weiteren Verschlechterung der Symptome zu rechnen. Ab diesem Zeitpunkt kommt es bei der Mehrzahl der Patienten zu deutlichen Verbesserungen ihres körperlichen und psychischen Wohlbefindens. Außerdem beurteilen im Durchschnitt die Patienten im allmählichen Entzug ihre Beschwerden auch in schwierigen Phasen nur als mittelmäßig intensiv.

3.2.2 Entwöhnungsphase

Zwischen der Entzugs- und Entwöhnungsphase bestehen besonders bei der Behandlung der Medikamentenabhängigkeit fließende Übergänge. Die im Entzug begonnene psychotherapeutische Unterstützung wird nun fortgesetzt, und mit nachlassenden Entzugsbeschwerden wird sich die Therapie verstärkt zwei anderen Themen widmen:

1. (Weiter-)Behandlung von psychischen/körperlichen Problemen, die mit der Medikamenteneinnahme in Zusammenhang standen.
2. Aufbau und Stärkung der Bewältigungsfähigkeiten des Patienten im Hinblick auf zukünftige Belastungssituationen oder Schmerzphasen.

Um psychische und körperliche Probleme, die ursprünglich zur Einnahme führten bzw. am chronischen Konsum beteiligt sind, wirksam behandeln zu können, müssen natürlich je nach Art des persönlichen Problems unterschiedliche Therapiemethoden eingesetzt werden. Die weitere Vorgehensweise wird an diesem Punkt also ganz individuell auf den Betroffenen abgestimmt. Eine ausführliche Darstellung der individuellen Therapiebausteine kann daher auch in diesem Ratgeber nicht vorgelegt werden. Zur ergänzenden Information über die Behandlung bestimmter Probleme (z. B. Rückenschmerzen, Schlafstörungen, Depression, Alkoholabhängigkeit usw.) werden die entsprechenden Bände aus der Reihe „Ratgeber zur Reihe Fortschritte der Psychotherapie“ empfohlen.

Als ein weiteres gemeinsames Element der Therapie bei Menschen mit Abhängigkeitserkrankungen ist die Rückfallprävention zu nennen, die darauf abzielt, Rückfällen vorzubeugen. Ein Baustein der Rückfallprävention ist der Aufbau bzw. die Stärkung der persönlichen Bewältigungsfähigkeit belastender Situationen, die schon in der Entwöhnungsphase eingeleitet wurde. Zusätzlich wird genau analysiert, in welchen Situationen, bei welchen Belastungen, Beschwerden oder Problemen bislang der einzelne Patient besonders schnell zur Tablette gegriffen hat, da diese Situationen auch in Zukunft zu einem Rückfall führen könnten. Alternative Möglichkeiten, mit solchen Situationen umzugehen, werden geübt und erprobt. Die Betroffenen werden auf mögliche zukünftige Rückfall- oder Versuchungssituationen aufmerksam gemacht und darauf vorbereitet, sie ohne Griff zum Medikament zu bewältigen. Zusätzlich kann ein konkreter Plan erarbeitet werden, um bei Eintreten eines Rückfalls möglichst rasch wieder Abstinenz zu erreichen.

Abstinenz eines Betroffenen mit der Diagnose Medikamentenabhängigkeit bedeutet vollständigen Verzicht auf Medikamente mit Abhängigkeitspotenzial. Um diesen Vorsatz einhalten zu können, ist es auch notwendig, Ärzte oder Apotheker in Zukunft auf diese Vorerkrankung hinzuweisen und gegebenenfalls auf nicht-medikamentöse Behandlungsweisen zu bestehen. Zur Rückfallprävention wird in der Entwöhnungsbehandlung daher auch dieses Thema besprochen.

3.3 In welchem Rahmen sollte die Behandlung stattfinden?

Der Entzug und die Entwöhnungsbehandlung können ambulant oder stationär erfolgen. In welchem Rahmen vor allem der Entzug durchgeführt werden sollte, ist von medizinischen und persönlichen Faktoren abhängig: Aus medizinischer Sicht ist beispielsweise ein ambulanter Entzug bei Niedrigdosis-Abhängigkeit von Schlaf- und Beruhigungsmitteln gut durchführbar. Wurden verschiedene Medikamentengruppen oder Medikamente und Alkohol missbraucht, ist eher ein stationärer Entzug zu empfehlen. In der Entwöhnungsphase ziehen manche Betroffene eine stationäre Behandlung vor, da sie sich in diesem Rahmen – frei von Alltagsbelastungen – vollständig auf die anstehende Therapie konzentrieren können. Für andere ist eine stationäre Behandlung aus persönlichen Gründen (etwa weil dann die Kinder unversorgt bleiben) schlecht möglich, oder aber sie bevorzugen aus anderen Gründen eine ambulante Therapie. Ein Vorteil der ambulanten Therapie besteht sicherlich darin, dass Sie von Beginn an in Ihrer gewohnten Umgebung die neuen Bewältigungsstrategien lernen und erproben können. Gleichzeitig sind Sie in der ambulanten Therapie aber auch mit den Situationen konfrontiert, in denen Sie die Medikamente immer eingenommen haben, was die Entwöhnung erschwert. Allerdings steht die Konfrontation mit alten Rückfallsituationen aber auch nach der Rückkehr aus einer stationären Behandlung an.

Die Entscheidung darüber, ob die Behandlung teilweise oder vollständig ambulant bzw. stationär erfolgen soll, treffen Sie am besten in Absprache mit Ihrem Arzt bzw. Ihrem Psychotherapeuten.

3.4 Was kann ich selbst zu meiner Behandlung beitragen?

In der Behandlung der Medikamentenabhängigkeit wird mit Ihnen gemeinsam das Behandlungsvorgehen geplant. Am Anfang steht dabei die allmähliche Reduktion der Medikamente im Mittelpunkt. Um die Reduktionsschritte auf Sie persönlich abzustimmen, ist es für Ihren Therapeuten wichtig, genau zu wissen, welche Medikamente Sie im Einzelnen einnehmen und in welchen Dosierungen.

Medikamententagebuch

Anhand von Tagebuchbögen, in denen Sie jeden Tag die Art und Menge der eingenommen Medikamente eintragen, wird dazu zunächst eine Bestandsaufnahme gemacht. Wenn Patienten sich für einen Entzug der Medikamente einmal entschieden haben, möchten Sie oft möglichst schnell damit beginnen, die Medikamente abzusetzen bzw. von den Medikamenten loszukommen. Nicht selten versuchen Betroffene bereits vor Beginn der Therapie, die Einnahme einzuschränken oder einen Teil der Medikamente wegzulassen. Aus therapeutischer Sicht sollte die Medikamenteneinnahme jedoch nicht vor Therapiebeginn verändert werden, da sonst die Reduktionsschritte im Entzug schlechter planbar sind, das Risiko starker Entzugsbeschwerden steigt, und damit schließlich die Gefahr eines Abbruchs des Entzugs wächst. Sie können jedoch sehr gut zur Vorbereitung der Behandlung beitragen, indem Sie ein bis zwei Wochen Tagebuch über ihre Medikamenteneinnahme führen.

Dazu können Sie das Arbeitsblatt 4 im Anhang (vgl. S. 69) nutzen, um den Anlass der Einnahme, die Art des Medikamentes und die eingenommene Menge einzutragen.

Auf dieser Basis können Sie selbst und Ihr Therapeut Klarheit über Ihre Einnahmegewohnheiten und damit Anhaltspunkte für die notwendigen Reduktionsschritte erhalten.

Beschwerdentagebuch

Im Verlauf der Behandlung werden häufig noch weitere Tagebücher eingesetzt, in denen Sie beispielsweise die auftretenden Entzugsbeschwerden ankreuzen bzw. nicht aufgelistete Beschwerden selbst eintragen. Die täglichen Aufzeichnungen der Symptome geben dem betreuenden Therapeuten Auskunft über die Art der Symptome, an denen Sie leiden. Damit kann die Behandlung gezielt auf diese ausgerichtet werden. Das Tagebuch kann auch schon vor Beginn der Behandlung eingesetzt werden. Auf diese Art erhalten Sie Auskunft über den Verlauf der Beschwerden während der Behandlung.

Die Arbeitsblätter 5-1, 5-2 und 5-3 im Anhang (vgl. S. 70 bis S. 72) sind Tagebuchbögen, in denen Sie mögliche Entzugsbeschwerden beim Entzug von Schlaf- und Beruhigungsmitteln (5-1), Schmerzmitteln (5-2) oder Aufputschmitteln und Appetitzüglern (5-3) vermerken können.

Diese Listen enthalten eine Auswahl möglicher Entzugsbeschwerden. Sollten Sie unter anderen Beschwerden leiden, ergänzen Sie bitte die Liste mit Ihren persönlichen Beschwerden. Wiederholtes Auftreten bestimmter Beschwerden im Tagesverlauf (z. B. mehrmaliges Herzrasen im Laufe des Tages) wird durch die entsprechende Anzahl von Strichen bzw. Kreuzen aufgezeichnet. Zusätzlich kann auch die Intensität der Beschwerden notiert werden. Nutzen Sie dazu eine Skala von 1 bis 10, wobei 1 für leichte Beschwerden und 10 für sehr starke Beschwerden steht. Die Stufen 2 bis 9 stehen entsprechend für Beschwerden mit dazwischen liegenden Stärken. Mit diesen Aufzeichnungen können Sie den allmählichen Rückgang Ihrer Symptome während des Entzugs noch besser verfolgen, da Strichlisten alleine nur Auskunft über die Häufigkeit der Beschwerden geben, die jeweilige Intensität lässt sich daraus jedoch nicht erkennen.

Hausaufgaben

Es gibt eine Reihe von Übungen, die Sie zu Hause trainieren können. Ein konkretes Beispiel für solche Übungen ist das Training von Atem- und Entspannungstechniken, die wichtige Bausteine bei der – in Zukunft medikamentenfreien – Bewältigung von Problemsituationen sein werden. Das Erlernen dieser Techniken ist nicht schwer und kann auch alleine zu Hause erfolgen, erfordert aber regelmäßiges Training.

> Auf dem Arbeitsblatt 6 im Anhang (vgl. S. 73) finden Sie ein Beispiel für ein Atemtraining, dessen entspannende Wirkung Sie bereits einmal erproben können.

In der Psychotherapie lernen Sie dann zusätzlich einen weiteren entscheidenden Schritt, nämlich diese Atem- und Entspannungstechniken gezielt in Ihren „Problemsituationen" einzusetzen, so dass die auftretende Belastung auch ohne Medikamente meisterbar ist. Die Behandlung baut also an vielen Stellen auf Ihrer aktiven Beteiligung auf.

Für den Behandlungserfolg ist Ihre Kooperation entscheidend. Dazu gehört selbstverständlich auch, dass Sie eigene Bedenken oder Sorgen bezogen auf das Behandlungsvorgehen mit Ihrem Therapeuten offen besprechen. Die rasche Klärung von Fragen oder Bedenken beugt dem Aufbau von Unzufriedenheit und Ärger oder auch von Ängsten bezogen auf das Behandlungsvorgehen sicherlich am besten vor. Psychotherapeutische Behandlung soll letztlich auch Hilfe zur Selbsthilfe leisten und erfordert daher, dass Sie als Betroffener wissen, warum bestimmte Behandlungsschritte erforderlich sind und welche Ziele damit verfolgt werden. So können Sie später dann auch die in der Therapie erlernten neuen Bewältigungsstrategien in zukünftigen Problemsituationen gezielt auswählen und einsetzten.

3.5 Was kann ich von einer Suchtbehandlung erwarten, und muss ich vielleicht in meinem Leben etwas ändern?

Menschen, die lange Zeit Medikamente eingenommen haben, die das psychische Befinden verändern, haben während dieser Zeit auch oft sich selbst und ihren Lebensstil verändert und auf das Medikament ausgerichtet. Während sie früher selbstbewusst waren, fühlen sie sich nun hilflos und auf die Unterstützung anderer angewiesen. Auch kommt es bei langfristiger Einnahme von Beruhigungsmitteln häufig zu einem Rückgang körperlicher Tätigkeit und damit zu Gewichtzunahme und Kurzatmigkeit. Gleichzeitig kann es vorkommen, dass die Angst- und Unruhezustände, die zur Abhängigkeit von Beruhigungsmitteln führten, zu gleicher Zeit Einschränkungen im täglichen Leben bewirkten. Aktivitäten wie Besuche bei Freunden oder Verwandten oder abendliches Ausgehen gingen zurück, da die Angstzustände die Freude an ihnen verdarben. Andererseits kann es sein, dass ein erfolgreicher Entzug ein „Loch hinterlässt“, dass nun z.B. das Stimmungshoch fehlt, das sich bei Einnahme des Aufputschmittels eingestellt hat. In diesen Fällen ist es günstig, zusammen mit dem Entzug, Veränderungen im Leben vorzunehmen. Sie tragen letztlich auch dazu bei, dass ein Rückfall vermieden wird.

Persönliche Einstellung

Die Art, wie man sich selbst einschätzt und was man von anderen erwartet, bildet eine wesentliche Voraussetzung dafür, die gewohnheitsmäßige Medikamenteneinnahme loszuwerden. Wenig erfolgversprechend ist die Ansicht, dass man selbst hilflos und den Problemen, die bislang mit Medikamenten bekämpft werden, schutzlos ausgeliefert ist und Hilfe von außen braucht, um das Leben zu bewältigen. Stattdessen sollte man zur Einsicht gelangen, dass man mit Alltagsproblemen selbst auf eine Weise umgehen kann, so dass sie nicht mehr belastend sind. Die Erfahrung, dass man Entzugsprobleme mittels Bewältigungsstrategien selbst in den Griff bekommt, legt den Grundstein für die Stärkung des Selbstbewusstseins. Bei Anwendung der Strategien auf andere Problembereiche kommt es dann oft zu einer noch weitreichenderen Verbesserung der Einschätzung eigener Fähigkeiten.

Übrigens ist es auch nicht hilfreich, anderen Personen, etwa den verschreibenden Ärzten, Schuld an der eigenen Medikamentenabhängigkeit zu geben. Eine solche Einstellung lenkt nur davon ab, dass die Betreffenden selbst aktiv daran arbeiten müssen.

Gesunde Lebensweise

Mit Tranquilizer-Abhängigkeit geht häufig eine auffällige Empfindlichkeit gegenüber körperlichen Veränderungen einher. Die Betreffenden werden ängstlich, wenn sie ihren Herzschlag wahrnehmen oder heftig atmen müssen, da diese Symptome auch bei Angstzuständen auftreten. Diese Empfindlichkeit kann Ursache für die Einnahme der Beruhigungsmittel gewesen sein oder sich erst während der langzeitigen Einnahme entwickelt haben. Unabhängig davon werden Aktivitäten wie Sport meistens vermieden, da sie eine anregende Wirkung auf den Körper ausüben, die an die Angstzustände erinnern. Schon während oder gegen Ende des Entzugs empfiehlt sich eine „Bestandsaufnahme" der körperlichen Gesundheit. Sie mag in Übergewicht oder mangelnder körperlicher Kondition, die sich z. B. in Kurzatmigkeit oder häufigen Schwindelgefühlen ausdrückt, bestehen. Die Bestimmung des Blutbilds gibt darüber hinaus Auskunft über die Notwendigkeit, die Ernährung umzustellen. In jedem Fall sollte zu einem Zeitpunkt, zu dem es den Betroffenen gelingt, Angstzustände selbst in den Griff zu bekommen, auch ein Programm für eine gesündere Lebensweise entwickelt werden, etwa mit täglichen Spaziergängen und einer gesunden Ernährung. Nicht zuletzt wird damit die Empfindlichkeit gegenüber körperlichen Symptomen zurückgehen.

Vermehrung von Alltagsaktivitäten

Wenn der langzeitige Konsum von Medikamenten zur Einschränkung von Aktivitäten geführt hat, sollten Wege gefunden werden, diese wieder aufzunehmen. Man kann damit beginnen, sich zu fragen, welche Aktivitäten man vor der Medikamenteneinnahme durchgeführt und seither aufgegeben hat und gleichzeitig beurteilen, wie viel Freude sie damals bereitet haben. Als Beispiele seien Kinobesuche, Zoo- und Ausstellungsbesuche oder Ausflüge genannt. Aktivitäten, die früher Freude bereitet haben, sollen nun wieder aufgenommen werden. Am besten, man plant einige Wochenenden mit alternativen Unternehmungen für Schön- und Schlechtwetter voraus.

Unterstützung durch Angehörige und Freunde

Soweit sie darüber informiert sind, sollten Angehörige und Freunde die Entzugsbemühungen der Patienten unterstützen. Im Anfangsstadium bedarf es vor allem geduldigen Zuwartens und nicht abreißenden Wohlwollens, sonst kann es zu verstärkten Konflikten, vielleicht mit nicht gutzumachenden Folgen kommen. So sollten Angehörige nicht den Eindruck erwecken, dass sie die Fortschritte der Betreffenden überwachen und ungeduldig werden, wenn diese den nächsten Schritt nicht sofort vollziehen können oder ihnen sogar Schuld zuweisen, wenn sie vorübergehend wieder rückfällig werden. Eine solche Haltung hätte vermutlich nur eine Trotz- oder Zornesreaktion von Seiten der Patienten zur Folge und, bei Ausweitung des Konfliktes, vielleicht noch schwerwiegendere Folgen für den Zusammenhalt der Familie oder der Freundschaft.

Wenn es allerdings darum geht, Aktivitäten zu unternehmen oder neue Freizeitbeschäftigungen zu finden, ist die aktive Unterstützung von Familie und Freunden sehr wichtig. Sie sollten mithelfen, ein Programm zu entwickeln, das allmählich zu einer veränderten Lebensweise führen soll. Wenn keine ausreichende Unterstützung besteht, ist die Mitgliedschaft in einem Verein oder der Besuch einer weiterbildenden Maßnahme zu erwägen. Langfristig sollen damit Alternativen zur Medikamenteneinnahme gefunden werden, die Ablenkung und Freude verschaffen und so die Einnahme von Beruhigungs- oder Aufputschmittel von vornherein unnötig machen.

4 Fallbeispiel

Nach dem unerwarteten Tod ihrer Mutter war Frau S. für lange Zeit sehr niedergeschlagen. Obwohl sich ihr Mann und ihre Tochter rührend um sie kümmerten und sie zu trösten versuchten, fühlte sie sich plötzlich völlig alleine gelassen. Außerdem hatte sie große Schuldgefühle, weil sie ihre Mutter zuletzt nicht sehr häufig besucht hatte. Die Unruhe ließ sie auch nachts nicht los, und sie hatte das Gefühl, die ganze Nacht wachliegen zu müssen. Auch wenn sie tagsüber weniger ängstlich und unruhig war, fühlte sie sich müde und abgeschlafft, und ihre Arbeit als Sekretärin in einer Importfirma litt zunehmend darunter. Schließlich verschrieb ihr Hausarzt Valium®, von dem sie täglich 5 mg nehmen sollte. Danach besserte sich ihr Zustand, sie konnte nachts wieder schlafen und fühlte sich tagsüber ruhiger. Nach einigen Monaten fingen die Angst- und Unruhezustände wieder an. In der Firma gab es eine Neuorganisation, die sie um ihren Arbeitsplatz fürchten ließ. Mit dem Versprechen, Valium® in der nahen Zukunft wieder abzusetzen, überredete sie ihren Hausarzt, die Dosis kurzfristig auf 10 mg zu erhöhen. Nun fühlte sie sich wieder wohl und dem Alltag gewachsen. Als ihr Hausarzt sie nach einigen Monaten drängte, das Versprechen einzulösen und das Medikament abzusetzen, wurde sie sehr ängstlich. Sie hatte kurz vorher an Schwindelgefühlen gelitten und, wenn sie plötzlich aufgestanden war, an Herzrasen. Einmal war sie auch in der Nacht mit Herzrasen aufgewacht. Sie meinte, dass sie das Medikament nun mehr denn je benötigte. Als sich ihr Arzt unnachgiebig zeigte, wechselte sie kurzerhand zu einem anderen Hausarzt. Dieser war auch der Ansicht, dass sie das Medikament absetzen sollte und schlug einen Medikamentenwechsel vor, der ihr das Ziel erleichtern sollte. Frau S. nahm nun Tavor® nach Bedarf ein, also nur wenn sie ängstlich wurde oder nicht einschlafen konnte. Ihre Unruhezustände nahmen allerdings bei dieser Regelung drastisch zu, und sie benötigte das Medikament jede Nacht als Einschlafhilfe. Sie trug auch tagsüber ständig einen kleinen Vorrat mit sich herum, für den Fall, dass sie eine Tablette benötigte. Sie litt nun öfter an Herzrasen, Schwindelgefühlen und plötzlichen Gefühlen der Hitze oder Kälte. Ihre Stimmung verschlechterte sich zusehends, und sie machte sich große Sorgen, dass sie an einer schwerwiegenden Krankheit leiden könnte. Ihr Arzt, den sie immer häufiger besuchte, konnte aber nichts finden. Zu diesem Zeitpunkt las ihre Tochter in einem Magazin, dass Beruhigungsmittel abhängig machen und versuchte ihre Mutter zu überreden, das Medikament abzusetzen. Frau S. bezweifelte, dass ihr das helfen würde, aber sie wollte nicht als eine Drogenabhängige gelten. Als auch ihr Hausarzt Unterstützung versprach, suchte sie eine Psychologin auf, die sie darüber aufklärte, dass ein Teil ihrer Beschwerden Folge der langfristigen Einnahme der Beruhigungsmittel sei. Nun war sie entschlossen, mit der Einnahme der Medikamente aufzuhören; sie wollte sich wieder gesund fühlen und ihre frühere Gelassenheit und Unbeschwertheit zurückgewinnen. Der Weg dazu war nicht einfach. Obwohl Frau S. alle Anleitungen der Therapeutin befolgte, zu allen Sitzungen erschien, die Dosis schrittweise verminderte und zu Hause die Entspannungsübungen durchführte, verschlechterten sich die Beschwerden zuerst. Danach besserten sie sich allerdings wieder, und nach längerer Zeit konnte Frau S. mithilfe von Entspannungsübungen auch ohne Schlafmittel wieder einschlafen. Ihr Mann versprach, mit ihr eine Urlaubsreise nach Italien zu machen, sobald sie die Behandlung erfolgreich abgeschlossen hätte. Den Urlaub genoss sie sehr; auch nach ihrer Rückkehr war ihre Stimmung deutlich besser, und es gelang ihr nun, ohne Medikamente auszukommen. Drei Jahre später war ihre Tochter in einen Autounfall verwickelt und benötigte eine Notoperation, die erfolgreich war. Dennoch wurde Frau S. wieder sehr ängstlich, und die alten Unruhezustände kehrten zurück. Verzweifelt wandte sie sich an den Hausarzt, der ihr wieder ein Beruhigungsmittel verschrieb. Um der Gefahr einer weiteren Abhängigkeit zu begegnen, ging Frau S. auch zur Psychologin zurück. In wenigen Nachsorgesitzungen wurden die schon beim ersten Mal erlernten Bewältigungsstrategien neuerlich eingeübt, und Frau S. konnte das Medikament schon nach kurzer Zeit wieder absetzen.

Anhang

Literaturempfehlungen

Literatur

Deutsche Hauptstelle gegen die Suchtgefahren (Hrsg.) (2001). *Statt Risiken und Abhängigkeit: Wie Frauen ihren Umgang mit Psychopharmaka überprüfen können*. Hamm (zu bestellen bei der DHS).

Elsesser, K. & Sartory, G. (2001). *Medikamentenabhängigkeit*. Göttingen: Hogrefe.

Glaeske, G., Günther, J. & Keller, S. (1997). *Nebenwirkung Sucht: Medikamente die abhängig machen*. München: Kunstmann.

Erfahrungsberichte und Romane

Ernst, A. & Füller, I. (1988). *Schlucken und schweigen*. Köln: Kiepenheuer und Witsch.

Barbara Gordon (1983). *Ich tanze so schnell ich kann*. Reinbeck: Rowohlt Taschenbuch Verlag.

Lehmann, P. (Hrsg.) (1998). *Psychopharmaka absetzen*. Berlin: Lehmann, Antipsychiatrieverlag.

Wichtige Adressen

Blaues Kreuz in Deutschland e. V.
Freiligrathstr. 27
42289 Wuppertal
☎ 0202/62003-0

Bundesverband für stationäre Suchtkrankenhilfe e. V. „buss“
Kurt-Schumacher-Str. 2
34117 Kassel
☎ 0561/779351

Bundeszentrale für gesundheitliche Aufklärung (BZgA)
Postfach 91 01 52
51071 Köln
☎ 0221/892031
www.bzga.de

Deutsche Hauptstelle gegen die Suchtgefahren e. V. (DHS)
Westring 2
59065 Hamm
☎ 02381/9015-0
www.dhs.de

Deutscher Caritasverband e. V.
Referat Besondere Lebenslagen
Postfach 420
79004 Freiburg
☎ 0761/2000

Fachverband Sucht e. V.
Walramstr. 3
53175 Bonn
☎ 0228/261555

Freundeskreis für Suchtkrankenhilfe
Kurt-Schumacher-Str. 2
34117 Kassel
☎ 0561/780413

Gesamtverband für Suchtkrankenhilfe im Diakonischen Werk
Kurt-Schumacher-Str. 2
34117 Kassel
☎ 0561/109570

Guttempler in Deutschland
Adenauerallee 45
20097 Hamburg
☎ 040/245880

Kreuzbund e. V.
Münsterstr. 25
59065 Hamm
☎ 02381/67272-0

NAKOS
Nationale Kontakt- und Informationsstelle zur Anregung und Unterstützung von Selbsthilfegruppen
Wilmersdorfer Straße 39
10627 Berlin
☎ 030/31018960
www.nakos.de

Erklärung der Fachbegriffe

Analgetika: Medikamente, die zur Behandlung von Schmerzen eingesetzt werden. Einige Analgetika entfalten ihre Wirkung über das zentrale Nervensystem (zentral wirksame Analgetika) andere wirken direkt am Ort des Schmerzgeschehens (peripher wirksame Analgetika oder auch „kleine Analgetika").

Antitussiva: Hustenmittel. Einige Antitussiva enthalten Kodein als Wirkstoff, der Abhängigkeit und Missbrauch hervorrufen kann.

Benzodiazepine: Wirkstoffgruppe, die insbesondere als Schlaf- und Beruhigungsmittel eingesetzt wird.

Entzug, graduiert/abrupt: Um Entzugssymptome bzw. Entzugserscheinungen zu vermeiden oder abzuschwächen, ist im Fall von Medikamenten meist ein allmähliches Absetzen erforderlich. Die Tagesdosis des Medikaments wird schrittweise (meist über mehrere Wochen) verringert. Abrupter Entzug liegt vor, wenn Medikamente von heute auf morgen vollständig abgesetzt werden. Abrupter Entzug führt meist zu intensiven Entzugssymptomen und zum Teil auch zu weiteren Entzugskomplikationen. In der Regel sollten daher Medikamente graduiert entzogen werden.

Entzugserscheinungen, Entzugssymptome: Nach der Reduktion oder dem vollständigen Absetzen eines regelmäßig eingenommenen, abhängigkeitserzeugenden Medikamentes, kann es zu charakteristischen Symptomen wie Zittern, Schlafstörungen, Ängsten, Schmerzen usw. kommen. Welche Symptome dabei auftreten, ist abhängig von der Art des eingenommenen Medikamentes.

(Medikamenten-)Abhängigkeit, psychische, körperliche: Medikamentenabhängigkeit liegt vor, wenn Hinweise auf körperliche Abhängigkeit und auch psychische Abhängigkeit vorliegen. Körperliche Abhängigkeit zeigt sich durch eine Abnahme der Medikamentenwirkung bei gleichbleibender Dosis oder in Entzugsbeschwerden, wenn die gewohnte Einnahme reduziert wird. Psychische Abhängigkeit äußert sich insbesondere als starkes Verlangen nach dem Medikament und der Unfähigkeit, die Medikamenteneinnahme zu kontrollieren.

Medikamentenmissbrauch, Mehrfachmissbrauch: Medikamentenmissbrauch liegt vor, wenn Medikamente entweder ohne medizinische Indikation, in zu hoher Dosierung oder länger als notwendig eingenommen werden. Mehrfachmissbrauch bezeichnet den gleichzeitigen Missbrauch mehrerer Mittel. Das können verschiedene Medikamente oder Medikamente in Kombination mit anderen Substanzen wie Alkohol oder illegalen Drogen sein.

Missbrauchs-, Abhängigkeitspotenzial: Substanzen mit der Fähigkeit, den Benutzer abhängig zu machen bzw. Missbrauch zu begünstigen, verfügen über ein Missbrauchs- bzw. Abhängigkeitspotenzial.

Niedrigdosisabhängigkeit/Hochdosisabhängigkeit: Bei der Niedrigdosisabhängigkeit erhöht der Betroffene die Einnahmedosis überhaupt nicht bzw. bleibt innerhalb der therapeutisch empfohlenen Einnahmedosierungen. Niedrigdosisabhängigkeit ist insbesondere bei benzodiazepinhaltigen Schlaf- und Beruhigungsmitteln verbreitet. Bei der Hochdosisabhängigkeit kommt es zu Dosissteigerungen, die in der Regel die therapeutisch empfohlenen Dosierungsgrenzen weit überschreiten. Hochdosisabhängigkeit geht oft mit einem Missbrauch verschiedener Medikamente oder Substanzen einher.

Opioide: Wirkstoffgruppe, die in so genannten zentralwirksamen Schmerzmitteln enthalten ist und ein hohes Missbrauchs- und Abhängigkeitspotenzial besitzt.

Psychopharmaka: Psychopharmaka sind Medikamente, die psychische Prozesse (Wahrnehmung, Denken, Erleben und Verhalten) beeinflussen.

Psychotrope Wirkung: Medikamente haben psychotrope Wirkung, wenn sie im zentralen Nervensystem angreifen und darüber die Psyche beeinflussen.

Sedativa/Hypnotika: Medikamente, die als Beruhigungs- bzw. Schlafmittel eingesetzt werden.

Arbeitsblätter

Arbeitsblatt: Medikamentenkonsum **1**

Kreuzen Sie alle Aussagen an, die Sie mit „Ja“ beantworten können.

Gruppe A	ja
Ich nehme meine Medikamente, um meine Stimmung aufzuhellen.	
Ich nehme meine Medikamente, um alles um mich herum vergessen zu können.	
Ich brauche meine Medikamente, um leistungsfähig zu sein.	
Ich benutze Beruhigungs-, Schlaf- oder Schmerzmittel zur Anregung.	
Gruppe B	**ja**
Die früher beruhigende Wirkung meines Medikamentes ist plötzlich in eine anregende umgeschlagen.	
Ich habe schon einmal zusätzlich andere Medikamente oder Alkohol genommen, um die Wirkung meines Medikaments zu verstärken.	
Die Wirkung meines Medikaments hat immer mehr nachgelassen.	
Ich vertrage bzw. brauche deutlich höhere Dosen.	
Ich zittere, höre Stimmen, habe optische Halluzinationen, bin durcheinander, bekomme Angstzustände oder Schmerzen, wenn ich plötzlich für einige Tage „mein“ Schlaf-, Schmerz- oder Beruhigungsmittel nicht bekomme.	
Wenn ich mein Medikament nicht regelmäßig einnehme, beginne ich körperlich oder psychisch zu leiden.	
Wenn ich einmal ohne mein Medikament auskommen muss, werde ich ziemlich unruhig.	
Es treten körperliche Entzugserscheinungen (z. B. Kopf- und Gliederschmerzen, Übelkeit) auf, wenn ich meine Medikamente nicht nehme.	
Gruppe C	**ja**
Manchmal bin ich über mich selbst erstaunt, wenn ich mir überlege, wie viele Tabletten ich an einem Tag einnehme.	

Arbeitsblatt: Medikamentenkonsum (Fortsetzung) 1

Ich nehme häufig mehr ein, als mir verordnet wird.	
Ich nehme mehrere Schlaf-, Beruhigungs- oder Schmerzmittel nebeneinander ein.	
Gruppe D	**ja**
Ich habe schon mindestens einmal versucht, die Medikamente abzusetzen.	
Wenn ich keine Medikamente mehr nehmen würde, wäre ich mit mir zufriedener.	
Ich kann die Einnahme von Medikamenten nicht aus eigener Kraft aufgeben.	
Gruppe E	**ja**
Ich habe mir sicherheitshalber schon einmal einen kleinen Tablettenvorrat angelegt.	
Ich nehme überall wo ich hingehe „sicherheitshalber" meine Medikamente mit.	
Ich lasse mir mein Medikament von mehreren Ärzten gleichzeitig verschreiben.	
Ich lasse meine Mitmenschen oder meinen Arzt bewusst im Unklaren über die tägliche Dosis, die ich zu mir nehme.	
Ich suche verschiedene Ärzte und Apotheken auf, um die benötigten Medikamente zu bekommen.	
Ich fälsche Rezepte oder benutze Angehörige dazu, um Nachschub zu bekommen.	
Ich sage Ärzten oder Apothekern die Unwahrheit, um „mein" Medikament zu bekommen.	
Mir wurde vom Arzt gesagt, ich sei medikamentenabhängig.	
Ich denke ständig an meine Medikamente, oder daran, wie ich sie mir besorgen kann.	

Arbeitsblatt: Medikamentenkonsum (Fortsetzung) 1

Gruppe F	ja
Mir ist „mein“ Medikament wichtiger als fast alles andere auf der Welt.	
Ich vernachlässige meine Freunde oder meine Hobbies.	
Aktivitäten, die mir früher Spaß gemacht haben, habe ich eingeschränkt oder ganz aufgegeben.	

Gruppe G	ja
Ich kann mit der Medikamenteneinnahme nicht aufhören, obwohl ich weiß, dass sie mir schadet.	
Ich reagiere gereizt, wenn mich andere auf meinen Konsum oder die Auswirkungen ansprechen.	
Ich habe auf Grund der Medikamente zunehmend Probleme, z. B. meine täglichen Aufgaben zu erledigen oder auch in finanziellen Angelegenheiten.	
Ich bin mir der Nebenwirkungen und negativen Konsequenzen meiner Medikamenteneinnahme bewusst.	

Auswertung

Wenn Sie Aussagen aus mindestens zwei Gruppen mit „Ja“ beantwortet haben, sollten Sie mit Ihrem Arzt oder Psychotherapeuten über eine mögliche Abhängigkeit sprechen.

Wenn Sie nur Aussagen aus der Gruppe B mit „Ja“ beantwortet haben, weist dies auf eine körperliche Abhängigkeit hin.

Arbeitsblatt: Medikamentengeschichte **2**

Am Anfang meiner Medikamentengeschichte standen folgende Beschwerden:

....

....

Die ersten Medikamente dagegen habe ich ...

- ☐ mir selbst in der Apotheke besorgt
- ☐ von einem Freund/Freundin oder einem Angehörigen bekommen
- ☐ von meinem Arzt verschrieben bekommen

Die erste bzw. ersten Einnahme(n) haben ...

- ☐ mich vorübergehend von meinen Symptomen befreit
- ☐ mir nur teilweise Linderung verschafft
- ☐ gar nicht geholfen

Die Wirkung der Medikamente ist nach mehrmaliger Einnahme ...

- ☐ gleich stark geblieben
- ☐ schwächer geworden (Toleranzeffekt)
- ☐ ins Gegenteil umgeschlagen (Toleranzeffekt)

Seit Beginn meiner Medikamentengeschichte habe ich gegen diese Beschwerden ...

- ☐ immer das gleiche Medikament genommen
- ☐ schon verschiedene Medikamente ausprobiert
- ☐ verschiedene Medikamente einer Gruppe* eingenommen
- ☐ Medikamente aus verschiedenen Gruppen* eingenommen

* gemeint sind dabei die im Kapitel 2 beschriebenen Medikamentengruppen: Schlaf- und Beruhigungsmittel; opioidhaltige Schmerzmittel bzw. Hustenmittel; peripher wirksame Schmerzmittel und Weck-/Aufputschmittel bzw. Appetitzügler

Arbeitsblatt: Medikamentengeschichte (Fortsetzung) 2

Seit Beginn meiner Medikamentengeschichte habe ich …

- ☐ immer die gleiche Dosis eingenommen
- ☐ die Dosis etwas erhöht
- ☐ die Dosis stark erhöht

Im Verlauf meiner Medikationsgeschichte habe ich …

- ☐ noch nie versucht, meine Medikamente abzusetzen, die Dosis zu reduzieren oder die Medikamente seltener einzunehmen
- ☐ mindestens schon einmal versucht, die Medikamente abzusetzen, die Dosis zu reduzieren oder die Medikamente seltener einzunehmen
- ☐ schon oft probiert, von den Medikamenten loszukommen

Welche Erfahrungen haben Sie bei diesen Versuchen gemacht?

- ☐ Ich habe eigentlich nichts besonderes gemerkt
- ☐ Meine ursprünglichen Beschwerden sind stärker geworden
- ☐ Ich habe plötzlich ganz neue Beschwerden bekommen
- ☐ Ich habe meinen Vorsatz, die Medikamenteneinnahme zu ändern, schon nach ein paar Stunden wieder aufgegeben

Wie würden Sie Ihren jetzigen körperlichen und psychischen Zustand beschreiben?

- ☐ Ich bin insgesamt ganz zufrieden, weil ich durch die Medikamente beschwerdefrei geworden bin
- ☐ Die Medikamente helfen mir, meine Beschwerden einigermaßen zu ertragen
- ☐ Ohne Medikamente könnte ich meine Beschwerden auf keinen Fall ertragen
- ☐ Im Laufe meiner Medikamentengeschichte sind immer mehr Beschwerden dazugekommen

Arbeitsblatt: Pro- und Kontraargumente (Teil 1) 3

Pro Argumente	Kontra Argumente
Welche Gründe sprechen dafür, meine Medikamente abzusetzen?	Welche Gründe sprechen dagegen, meine Medikamente abzusetzen?

Arbeitsblatt: Pro- und Kontraargumente (Teil 2) 3

Meine persönlichen Hauptgründe, die Medikamente abzusetzen:

Arbeitsblatt: Medikamententagebuch

Datum:	....	....	....	....	....	....	....
Medikamente:							
Was?							
Wieviel?							
Wann/wieso?							
Was?							
Wieviel?							
Wann/wieso?							
Was?							
Wieviel?							
Wann/wieso?							

Arbeitsblatt: Beschwerdentagebuch (Entzug von Schlaf- und Beruhigungsmitteln) 5-1

Datum:	....	....	....	....	....	....	....
Unruhe/Anspannung							
Herzrasen							
Hitze-/Kältewellen/ Schwitzen							
Zittern							
Schlafstörungen							
Ängste/Panik							
Schwäche							
Schwindel							
Entfremdungsgefühle							
Wahrnehmungs- veränderungen							
....							
....							

Arbeitsblatt: Beschwerdentagebuch (Entzug von Schmerzmitteln) **5-2**

Datum:	....	....	....	....	....	....	....
Übelkeit und Erbrechen							
Muskelschmerzen							
Gänsehaut oder Schwitzen							
Durchfall							
Fieber							
Schlaflosigkeit							
Reizbarkeit							
Bewusstseins-trübungen							
Herzrasen, erhöhter Blutdruck							
Starkes Krankeits-gefühl							
....							
....							

Arbeitsblatt: Beschwerdentagebuch (Entzug von Aufputschmitteln und Appetitzüglern) 5-3

Datum:	....	....	....	....	....	....	....
Müdigkeit							
Lebhafte Träume							
Gesteigerter Appetit							
Schlaflosigkeit							
Mundtrockenheit							
Unruhe							
Stimmungs-schwankungen							
Ängste							
....							
....							
....							

Arbeitsblatt: Anleitung für das Atemtraining 6

„Versuchen Sie zunächst, Ihre Atmung einfach nur zu beobachten … Achten Sie darauf, wie schnell oder langsam Sie atmen, … ob Ihre Atmung gleichmäßig fließt oder kurze und lange Atemzüge unregelmäßig wechseln.... Legen Sie dabei eine Hand flach auf Ihren Brustkorb und die andere Hand auf Ihren Bauch. Beobachten Sie, ob sich während des Ein- und Ausatmens eher Ihre Hand auf dem Brustkorb oder die auf dem Bauch bewegt."

Beobachten Sie Ihre Atmung über etwa 6 bis 10 Atemzyklen.

„Versuchen Sie nun im nächsten Schritt, möglichst ruhig und gleichmäßig zu atmen. Versuchen Sie dazu, in den Bauch zu atmen … Stellen Sie sich vor, Ihr Bauch sei ein Luftballon, der sich mit jedem Einatmen rund nach außen wölbt und mit dem Ausatmen wieder flach wird und zusammenfällt … Wenn Ihre Atmung ruhig und gleichmäßig fließt, sollte sich nur noch Ihre Hand auf dem Bauch bewegen, während der Brustkorb und die daraufliegende Hand ganz ruhig bleiben und sich nicht bewegen. Beim Einatmen wird Ihre Hand auf dem Bauch angehoben, beim Ausatmen senkt sie sich wieder ab … Ihr Atem fließt ruhig und gleichmäßig ein und wieder aus."

Sobald Ihnen die ruhige Bauchatmung gelingt (beobachtbar über die Bauchwölbung), können Sie Ihre Atmung noch weiter beruhigen:

„Versuchen Sie nun, Ihre Atmung noch weiter zu beruhigen, indem Sie zwischen jeder Atemphase eine kurze Pause einlegen. Halten Sie also nach jedem Einatmen kurz inne und ebenso nach dem Ausatmen … Atmen Sie zunächst einmal aus, lassen Sie alle Luft aus Ihrem Körper strömen, machen Sie dann eine kurze Pause, und atmen Sie dann wieder gleichmäßig und ruhig in den Bauch ein. Machen Sie eine kurze Pause, und atmen Sie erst dann wieder aus usw. usw. … Die Pausen sollten immer nur so lang sein, dass Sie nicht das Gefühl haben, nach Luft schnappen oder alle Luft ganz schnell auspressen zu müssen. Es reicht, wenn die Pause nur ein oder zwei Sekunden dauert. Passen Sie die Pausen Ihrem eigenen Atemrhythmus an … Atmen Sie also ruhig ein … machen Sie eine kurze Pause (etwa solange wie Sie brauchen, um die Zahl 21 auszusprechen) … und atmen Sie wieder aus … machen Sie eine Pause … einundzwanzig … und atmen Sie wieder ein … einundzwanzig … atmen Sie wieder aus … usw., usw."